Vivir con
alergia a la
metilisotiazolinona:
La guía completa

por

Alex Gazzola

Traducido del inglés por
Marta Fernández

ISBN: 9798748635424

Contenidos

Sobre el autor

Durante más de veinte años como escritor sobre temas de salud, Alex Gazzola se ha especializado en salud intestinal, alergias y otras sensibilidades alimenticias y medioambientales. Es autor de seis libros sobre salud, entre ellos «*Living with food intolerance*» (Vivir con intolerancia a los alimentos) y «*IBS: Dietary advice to calm your gut*» (Consejos dietéticos para calmar el intestino) así como cuatro libros para aspirantes a escritores. Ha colaborado con revistas y periódicos en más de veinte países, así como con publicaciones especializadas en alergias, tanto en formato impreso como digital. Es el editor de los sitios web *MI Free* (www.mi-free.com) y *Allergy Insight* (www.allergy-insight.com).

Sobre la traductora

Marta Fernández es traductora e intérprete autónoma y traduce del inglés, gallego e italiano al español. Posee un Máster en Traducción e Interpretación por la Universidad de Westminster y un DPSI por el *«Chartered Institute of Linguists»*. Es miembro asociado del ITI *«Institute of Translation and Interpreting»* y miembro del CIOL *«Chartered Institute of Linguists»*. Antes de convertirse en traductora autónoma, dedicó más de 9 años a la banca corporativa, trabajando principalmente en los campos de la informática y las finanzas con clientes europeos. Está especializada en textos médicos, científicos y técnicos. Se puede contactar con Marta a través de Linkedin (linkedin.com/in/marta-fernández).

Nota del autor

Este libro está dirigido a un público internacional, a personas que se enfrentan a las consecuencias tanto diarias como a largo plazo de vivir con alergia a la metilisotiazolinona (MI) y a los otros conservantes derivados de la isotiazolinona, ya sea que se sospeche o se confirme esa alergia, o que el lector sea un paciente, padre, madre o un cuidador.

Tus circunstancias personales y el grado de interés en el tema determinarán qué capítulos podrán o no ser relevantes o de importancia para ti.

En la introducción se presenta la historia del uso de las isotiazolinonas y se ofrece el contexto histórico reciente de lo que hoy en día se ha convertido en una epidemia sanitaria. No se puede negar el hecho de que la historia de estos conservantes es compleja y, aunque la he simplificado a los efectos de este breve libro, es posible que quieras saltarte la sección por completo ya que no es esencial para comprender lo que se relata más tarde.

Del mismo modo, el capítulo 2 (que trata de las pruebas y diagnósticos) podría decirse que es opcional para aquellos que ya tienen la correspondiente confirmación médica de un dermatólogo de que ellos o su(s) hijo(s) tienen una alergia a la MI, aunque no obstante puede resultar útil.

Muchos de los que consulten este libro buscarán recomendaciones de productos seguros y, aunque hay una serie de sugerencias a lo largo del libro, se recomienda a los lectores que comprueben las listas más actualizadas que se proporcionan en el sitio web MI Free y en otros recursos que se mencionan. Aun así, recordad que se pueden cometer errores, las fórmulas y las normas de las empresas cambian con regularidad, y por lo tanto, es imposible ofrecer garantías al 100%.

Como cualquier libro de salud, este no puede diagnosticar ninguna condición médica. Su intención es brindar apoyo e información, pero no puede reemplazar la experiencia que solo un médico, alergólogo o dermatólogo cualificado pueden proporcionar.

Se debe tener en cuenta que a veces se utiliza la expresión «libre de MI» que, por lo general, significa libre de todas las isotiazolinonas, a menos que se especifique lo contrario.

Se agradecerán los comentarios sobre el libro, y específicamente sobre lo que se pueda mejorar en futuras ediciones. Podéis contactar conmigo en info@mi-free.com. Tengo conocimientos básicos del idioma español.

Alex Gazzola

Introducción: historia de la MI

La alergia al grupo de conservantes conocidos como isotiazolinonas surgió por primera vez como una enfermedad profesional a principios de los años ochenta.

El conservante de isotiazolinona más conocido hoy en día es la metilisotiazolinona (MI), pero esos primeros informes implicaban a «parientes» menos conocidos de la metilisotiazolinona, como la alergia a la benzoisotiazolinona (BIT por sus siglas en inglés) en un trabajador de una fábrica de caucho, y la alergia a la octilisotiazolinona (OIT por sus siglas en inglés) entre los trabajadores de una fábrica de calzado.

En febrero de 1985 se publicaron otros tres informes de casos similares en la revista especializada *Contact Dermatitis*. Desafortunadamente, se dijo que uno de los tres individuos afectados había sido sensibilizado a las isotiazolinonas a través de una prueba de parche. Las alergias de los otros dos pacientes fueron provocadas por la exposición a una crema hidratante que contenía tanto MI como otra isotiazolinona, llamada metilcloroisotiazolinona (MCI por sus siglas en inglés). Una mezcla de MI / MCI en una proporción de aproximadamente 1:3, conocida por el nombre comercial Kathon CG, se ha utilizado en cosméticos europeos desde mediados de los años setenta y en los EE. UU. desde principios de los ochenta, y estos parecen haber sido los primeros casos registrados de carácter no ocupacional.

El problema se agravó a finales de los años ochenta. Aparecieron varios artículos en revistas especializadas, algunos de ellos escritos o coescritos por el dermatólogo holandés Anton C de Groot.

En 1987, de Groot publicó resultados que revelaron que el 3,3% de los pacientes sometidos a pruebas de parche con sospecha de padecer dermatitis de contacto tenían alergia a Kathon CG. «La alergia de contacto al Kathon CG es frecuente», escribió sobre esta nueva epidemia. «La sensibilización suele producirse por cremas y lociones aplicadas a piel irritada, pero algunos se sensibilizan por productos cosméticos utilizados en piel sana, especialmente en la cara y alrededor de los ojos».

Al año siguiente, denominó el Kathon CG como «el alérgeno cosmético más importante con diferencia», y otro año más tarde, en un artículo publicado en la revista médica *The Lancet* titulado «Conservante de isotiazolinona: causa de una continua epidemia de dermatitis cosmética», expresó la opinión de que «la mayoría de los casos (de alergia de contacto) han sido causados por productos de la variedad que no requieren aclarado, como las cremas hidratantes. Debería de eliminarse el uso del conservante isotiazolinona en tales productos».

Esta advertencia se emitió en 1989.

Más de treinta años después, todavía no se ha implementado completamente a nivel mundial.

Los años noventa

En lugar de ser «eliminado», el uso de la mezcla de MI / MCI fue regulado de manera más estricta, con límites más rígidos en cuanto a las cantidades que los fabricantes de cosméticos podían utilizar. La opinión de los expertos indica que la causa de la epidemia fue la falta de control riguroso sobre las concentraciones permitidas.

En 1992, un panel del equipo de Revisión de Ingredientes Cosméticos (CIR por sus siglas en inglés) —un organismo profesional con sede en los Estados Unidos que evalúa la seguridad de los ingredientes cosméticos— determinó que la mezcla de MI / MCI podía utilizarse con seguridad en productos que requieren aclarado en una concentración no superior a 15 ppm (15 partes por millón o 0,0015%) y en concentraciones de 7,5 ppm en productos que no requieren enjuague o aclarado.

Esta reducción, comparada con el límite anterior de 30 ppm, eliminó parte de la epidemia, pero no logró detenerla completamente.

En esa misma época, otro conservante llamado metildibromo glutaronitrilo (MDBGN por sus siglas en inglés) se volvía cada vez más popular. Se había presentado a mediados de los años ochenta y se promocionaba como una alternativa a la MI / MCI por su carácter menos sensibilizante.

Resultó ser todo lo contrario.

La alergia al MDBGN se disparó a lo largo de los años noventa. Un estudio realizado por el Grupo de Investigación Europeo de Dermatitis Ambiental y de Contacto, publicado en la revista *Contact Dermatitis* en el año 2002, demostró que la prevalencia de la alergia al MDBGN aumentó del 0.7% en 1991 al 3.5% en el año 2000.

Esto provocó una exhaustiva revisión de su inocuidad que resultó en la decisión de retirar el MDBGN, pero pasaron algunos años antes de que el conservante fuera prohibido en Europa, primero en los cosméticos sin aclarado en 2005, y en los que requieren enjuague o aclarado en 2007. (Sigue estando permitido en los EE. UU. y en otros lugares, aunque parece que se utiliza con poca frecuencia).

El nuevo milenio

De repente los conservantes fueron objeto de un intenso escrutinio.

La clase de conservantes conocidos como parabenos fue también objeto de sospecha después de que se publicara una investigación que revelaba que se habían encontrado rastros de ellos en el tejido mamario de mujeres, vinculando así su utilización en desodorantes y antitranspirantes para las axilas con el cáncer de mama.

Pero otros estudios no encontraron ninguna relación, y hoy en día sigue existiendo un desacuerdo sobre el asunto, a pesar de que no hay evidencia clara y convincente que los relacione.

Lo que sí ha perdurado ha sido el daño a la reputación de los parabenos; se arraigó entonces, permanece ahora, y fue una razón clave detrás del creciente uso de MI / MCI, percibido por algunos en su momento como una alternativa más segura.

En el año 2000, se autorizó el uso de la MI como conservante «único» en productos industriales, sin ningún tipo de límite máximo permitido en su uso.

A pesar de la aparición de varios casos de alergia a la MI de carácter laboral que se produjeron después de esta decisión, en general todavía se creía que de los dos principales conservantes de isotiazolinona, la MCI era el malvado «Hyde» y la MI era el benévolo «Jekyll».

En otras palabras, se pensaba que la MCI era el sensibilizador más peligroso, con una potencia alergénica extrema, altamente capaz de desencadenar alergia y pérdida de

1. ¿Qué es la MI?

La **MI** o **metilisotiazolinona** es un eficaz conservante sintético que se utiliza en productos de consumo tales como artículos de tocador, cosméticos y toallitas húmedas infantiles con el fin de evitar el crecimiento de bacterias y moho, prolongando así la vida útil y el uso de los productos, y protegiendo a los consumidores frente a la exposición a organismos nocivos.

Un conservante parecido, la **metilcloroisotiazolinona**, o **MCI**, se usa también en cosméticos, pero normalmente se mezcla con MI. La mezcla se denomina Kathon CG (CG o «grado cosmético» por sus siglas en inglés), y se compone de tres partes de MCI y una parte de MI.

La MCI no puede ser utilizada en cosméticos sin la MI, al menos en Europa.

La MI y la MCI se utilizan normalmente en productos de base acuosa o que contienen agua tales como lociones y geles (el agua normalmente se conoce como «aqua» en las listas de ingredientes, y a menudo se la nombra en primer lugar).

En el año 2013 la MI fue declarada Alérgeno del Año.

Tanto la MI como la MCI se pueden encontrar en muchos productos para el hogar, como los suavizantes para la ropa y los líquidos para lavar los platos, donde a veces (pero no siempre) están etiquetadas o declaradas. Estos productos también pueden contener otros tipos de las también denominadas isotiazolinonas, como la **benzoisotiazolinona (BIT)** y la **octilisotiazolinona (OIT)**, que son cada vez más comunes en la misma «familia».

Es muy probable que las pinturas para el hogar contengan varias isotiazolinonas, pero por lo general no es necesario que las pinturas estén etiquetadas con los ingredientes, a menos que su presencia supere un determinado límite.

Todos estos conservantes también se utilizan frecuentemente en diversas industrias, como la de la ingeniería, la textil, la del papel y la de la aviación.

El aumento del uso de la MI

Aunque ahora hay señales de una disminución, en general, el uso de la MI en los cosméticos ha aumentado durante los últimos diez a quince años.

Parece haber varias razones para esto:

1. Preocupación por una clase de conservantes llamados parabenos, cuyo uso algunos han sugerido que podría aumentar el riesgo de cáncer de mama, aunque esto no ha sido científicamente probado. En respuesta a esta percepción pública errónea, muchos fabricantes han tratado de utilizar conservantes alternativos, entre ellos la MI.

2. La preocupación por la seguridad de la MCI dio lugar a una reducción del uso de la mezcla MI / MCI, lo que hizo que algunos fabricantes, una vez autorizados, decidieron utilizar exclusivamente la MI, a veces en concentraciones muy altas, dado que la MI es el conservante más débil de los dos y se requiere en mayor cantidad para eliminar las bacterias y los mohos.

2

3. Eficacia: los conservantes de isotiazolinona resultan ser muy efectivos, y también funcionan en un rango de valores de pH.

Alergia a la MI

Desde hace ya varios años las alergias a muchos tipos de agentes sensibilizantes han ido en aumento en todo el mundo, y en consonancia con este aumento de las reacciones a ciertos alimentos, el polen, los ácaros del polvo, las fragancias y otros materiales, también se ha incrementado la alergia a la metilisotiazolinona y a sus «parientes»

Una alergia es esencialmente una reacción de hipersensibilidad causada por el sistema inmunitario, que es el sistema de células, tejidos y órganos del cuerpo encargados de protegerlo de los «invasores» externos y de prevenir las infecciones por bacterias o parásitos.

En una reacción alérgica, el sistema inmunitario considera erróneamente que un desencadenante ambiental externo es una amenaza peligrosa y reacciona de manera defensiva.

Por ejemplo, una alergia alimentaria es lo que los inmunólogos llaman una reacción de tipo I, en la que la respuesta es rápida e implica la liberación de histamina y otras sustancias químicas en el cuerpo en un intento de defenderse contra el presunto intruso. Da lugar a síntomas desagradables y a veces graves, como urticaria, hinchazón de los labios y la lengua y sibilancias.

La alergia cutánea a un ingrediente cosmético suele ser una reacción de tipo IV, y en este caso se denomina dermatitis alérgica de contacto (DAC).

Aquí, el agente sensibilizante —en este caso, el conservante isotiazolinona— reacciona con una proteína de la piel para producir un «conjugado» que el sistema inmunológico señala como «extraño».

Una vez que se ha producido esta sensibilización, las exposiciones posteriores desencadenarán una reacción. La respuesta bioquímica completa es compleja y de naturaleza inflamatoria, lo que al final lleva a los típicos síntomas asociados con la DAC.

La alergia a la MI y / o a otras isotiazolinonas puede afectar hasta el 1,5% de la población, afectando en mayor proporción a mujeres. Estas parecen estar especialmente afectadas, casi con toda seguridad porque usan más cosméticos y suelen estar más expuestas a las sustancias químicas en cosméticos y otros productos de uso doméstico debido a que generalmente realizan más tareas de cuidado infantil y de limpieza que sus homólogos masculinos.

Además, la piel masculina es un poco más gruesa que la femenina, y la piel de las mujeres se vuelve más fina durante la menopausia, de manera que todo ello podría desempeñar un papel en el desequilibrio estadístico.

Síntomas de la alergia a la MI

Hay muchos posibles síntomas, y quienes tienen alergia a la MI y a las isotiazolinonas relacionadas experimentarán uno o más síntomas, aunque no necesariamente todos.

Esto variará dependiendo del tipo de exposición y de la persona. Las experiencias de dos personas nunca son pública, materiales de trabajo, etc., y cuál es la reacción de tu piel en estos casos. Lo que escribes puede que no revele mucho y que no surja ningún patrón aparente, pero los especialistas a veces pueden ver cosas que tú no ves. Registra cada detalle con la mayor precisión posible y toma fotos con tu teléfono.

Algunas de las preguntas que te pueden hacer son:

- ¿Los síntomas aparecen y desaparecen o son persistentes y prolongados?
- ¿Aparecen en ciertas partes del cuerpo o en cualquier lugar o por todas partes?
- ¿Has tomado algo para ello o te has aplicado algo nuevo en la piel?
- ¿Has cambiado algo en tu rutina diaria en las últimas semanas?
- ¿Has sufrido algún trastorno importante en tu vida en las últimas semanas o meses?

Puede ser una alergia; puede que no. Si tu médico cree que puede serlo, puede recomendar que te sometas a una prueba de parche.

Prueba de parche

Se trata de un procedimiento médico especializado que se utiliza para investigar si alguno de los síntomas cutáneos que experimentas son provocados o agravados por una alergia a una sustancia a la que te hayas expuesto.

La exposición puede producirse a través de cosméticos, artículos de tocador, detergentes para el hogar y otros productos domésticos, así como a través de la ropa, el polen, agentes contaminantes u otros materiales de tu entorno cotidiano, como el cuero, el metal, el caucho, los plásticos, etc.

Las pruebas de parches las realizan dermatólogos, alergólogos y enfermeros de dermatología, y su objetivo es descubrir las causas exactas de tus síntomas, si se deben o no a una alergia y, en caso afirmativo, cuáles pueden ser los desencadenantes.

Cualquiera puede someterse a una prueba de parche, pero hay algunas contraindicaciones, por ejemplo, si estás embarazada o en periodo de lactancia, tienes eczema severo en la espalda, estás tomando medicamentos inmunosupresores o ciertos esteroides.

Materiales e información

Si se considera apropiado te pueden pedir que traigas muestras de artículos con los que estás en contacto habitualmente para que también se puedan analizar, como por ejemplo determinados cosméticos (laca de uñas, perfumes, cremas hidratantes, cremas solares), productos domésticos (suavizantes, detergentes) y materiales a los que te expones en el trabajo.

Esto es particularmente importante para algunas personas, tales como decoradores, peluqueros, esteticistas, trabajadores de fábricas e incluso para los propios trabajadores sanitarios.

Es posible que los ingredientes de algunos de estos materiales no siempre se revelen o se encuentren fácilmente. Si puedes, trata de averiguarlos de antemano. Muchos productos tienen números de teléfono de ayuda al cliente en sus etiquetas.

Fichas de datos de seguridad

Cada material, ya sea industrial, detergente o no cosmético, debe ser incluido en una ficha de datos de seguridad (FDS).

Una FDS es un documento que resume la información sobre los peligros o riesgos que presenta el producto.

A veces se puede localizar una FDS en internet en el sitio web del fabricante, y puede (o no) revelar ingredientes completos o parte de estos. Sin embargo, estos documentos no están destinados a los consumidores en general, sino más bien a los trabajadores especializados pertinentes, a los asesores de riesgos, y a los analistas de salud y seguridad. En otras palabras, es posible que no sean particularmente fáciles de leer.

También vale la pena hacer averiguaciones directas con los fabricantes o los encargados de la salud y la seguridad de tu empresa, ya que es probable que tengan experiencia en la obtención de los ingredientes completos de cualquier producto utilizado en el lugar de trabajo, tales como detergentes, adhesivos, tintas de impresora, refrigerantes, fertilizantes y muchos más.

¿En qué consiste el proceso?

El proceso de la prueba de parche en sí implica la aplicación de pequeñas cantidades de sustancias en la piel, generalmente a lo largo de la parte superior de la espalda, en forma de pequeños discos o parches impregnados con las sustancias de prueba y que se fijan con esparadrapo.

Se te pedirá que no expongas tu espalda al sol o a una lámpara solar durante varias semanas antes de tu primera cita.

11

En el caso de los hombres con espaldas velludas, es aconsejable afeitarse cuidadosamente el día anterior a la cita, lo que también puede contribuir a que la posterior eliminación del parche sea menos dolorosa. Deberá evitarse la depilación con cera.

Se te aconsejará que uses ropa vieja ya que el proceso podría mancharla.

Con los parches en la espalda, las prendas con botones frontales (p. ej., camisas, blusas) serán más fáciles de poner de nuevo que aquellas que se colocan por encima de la cabeza (p. ej., suéteres).

Lleva contigo cualquier medicamento que estés tomando, incluso los de venta sin receta, así como los medicamentos recetados y cualquier suplemento (líquido o en pastillas) que tomes regularmente.

Se pueden analizar entre veinte y más de cien sustancias, dependiendo de tus circunstancias particulares y de los productos químicos a los que te expongas regularmente. Por lo general, se aplicará una serie «de referencia» a todos los pacientes, además de otras que sean específicas y adecuadas personalmente para ti.

Los parches en sí serán alineados en una o más áreas y marcados cuidadosamente con colores en la espalda para identificar así cada posible alérgeno.

Debes llevarlos durante dos días (o el tiempo que se te indique), asegurándote de mantener la espalda completamente seca. No está permitido nadar o ducharse. Para mantener limpio el resto de tu cuerpo usa una toalla húmeda y ten mucho cuidado si tomas un baño, aun cuando este sea poco profundo.

También es mejor evitar el ejercicio y la exposición al sol: el sudor puede aflojar los adhesivos.

Después de dos días, se te pedirá que asistas a una segunda cita y se te quitarán los parches y se examinarán las zonas donde se aplicaron.

Otros dos días después, se te pedirá que asistas a una tercera cita y tu dermatólogo examinará más a fondo todos los puntos de aplicación de los parches para detectar posibles alergias.

Resultados

Los resultados solo pueden ser interpretados de manera fiable por dermatólogos experimentados.

Muchas reacciones serán negativas. No te desanimes si todas las pruebas son negativas. Sigue siendo un resultado útil, que permitirá a los médicos acercarse un poco más a la identificación de las verdaderas causas o responsables de la alergia.

Algunos resultados pueden ser ambiguos.

Algunos pacientes pueden experimentar irritación, más que alergia. Es decir, tu piel puede responder a una sustancia simplemente porque no le «gusta» estar expuesta a ella durante varios días, pero no porque seas alérgico o porque reaccionarías a ella en circunstancias normales o con una exposición breve. Esencialmente, una reacción irritante es aquella que es prominentemente sintomática después de 48 horas, pero que se resuelve notablemente después de 96 horas.

Pero uno o más resultados pueden ser positivos, ya sean poco, muy o extremadamente positivos. Las reacciones alérgicas positivas se muestran como manchas pronunciadas de color rosa o rojo, y las más fuertes pueden tener ampollas. Es probable que una reacción alérgica sea más grave después de 96 horas que a las 48 horas, ya que se desarrolla más lentamente. Tu dermatólogo probablemente hará un diagnóstico firme de dermatitis alérgica de contacto, o eczema alérgico de contacto, ya sea a MI / MCI y / o a otros productos químicos o sustancias.

Los efectos secundarios

Obviamente, las reacciones positivas y tal vez irritantes aparecerán con los efectos secundarios de picor y enrojecimiento en los lugares de aplicación. La piel bajo los parches puede formar ampollas si el resultado es claramente positivo.

Algunas reacciones pueden durar hasta un mes, pero luego se desvanecerán, y si has tenido brotes recurrentes de eczema alguna vez, entonces puedes encontrarte con que estos pueden agravarse durante y después de la prueba del parche para después disiparse.

Los efectos secundarios más graves (cambios en la pigmentación, infección, o cicatrices) son extremadamente raros.

Los mejores consejos

- Si consultas a un dermatólogo privado, asegúrate de que sea miembro de una asociación profesional establecida y bien acreditada, como la Academia Española de Dermatología y Venereología (AEDV). Para otras asociaciones, véase Recursos. (Los dermatólogos miembros a menudo pueden acceder a útiles bases de datos que contienen listas actualizadas de productos «seguros»).

- Si sospechas que tienes alergia a la MI / MCI, asegúrate de que la prueba del parche que estás realizando es exhaustiva, y contiene parches tanto para la MI en forma aislada, como para la MI / MCI (es decir, Kathon CG) combinados. Es importante analizar la MI por sí sola, ya que puede haber una cantidad insuficiente en la combinación MI / MCI para provocar una reacción, y no todos los que son alérgicos a la MI reaccionan también a la MCI. Verifica con el profesional que realiza la prueba que este sea el caso. La serie de pruebas del parche estándar español fue actualizada en 2016 para incluir la MI. Otra prueba de la serie, la prueba T.R.U.E., contiene solo la mezcla de MI / MCI por defecto, y no MI. Pero la NAC-80 (la serie completa norteamericana 80) que recomienda la Sociedad Americana de Dermatitis de Contacto (ACDS por sus siglas en inglés), incluye la MI entre sus 80 alérgenos. La batería de alérgenos estándar latinoamericana incluye tanto la MI como el Kathon CG.

- Hay grupos para ciertos trabajos o profesiones (p.ej. «peluquería»), así que asegúrate de incluir un panel de este tipo si es tu caso.

- Pídele a alguien que te ayude a vestirte si te preocupa que se te caigan los parches de la espalda. Las camisas abotonadas y las chaquetas pueden ser más seguras y fáciles de poner que las camisetas o suéteres que tienen que pasar por encima de la cabeza.

- Pídele a tu dermatólogo o farmacéutico una cinta adhesiva hipoalergénica microporosa por si se te aflojara alguno de los parches.

- No salgas de la clínica o de la consulta sin una lista completa de todos los ingredientes examinados y los resultados, especialmente de los positivos si estos incluyen otras sustancias además de la MI / MCI. Tendrás que consultar esta lista en las semanas, meses y años venideros.

- En raras ocasiones, las reacciones pueden retrasarse excepcionalmente y pueden ocurrir después de que tu dermatólogo te haya visto para examinar los resultados, incluso, excepcionalmente, hasta después de dos semanas. Informa a tu médico si esto ocurre, y pídele a tu pareja o a un amigo que te haga una fotografía de la espalda, incluyendo un primer plano de la reacción en caso de que haya un nuevo retraso entre la reacción y la siguiente cita disponible en la que te puedan atender.

Diagnóstico

Si se te diagnostica una alergia a la MI / MCI (y quizás alergias adicionales a otros ingredientes) la mayoría de los consejos que se te proporcionarán se centrarán en la forma de evitarlas.

Probablemente se te entregará un folleto o una breve guía que contendrá información básica, pero es poco probable que cubra todos los aspectos que debes considerar a largo plazo.

Algunos médicos te proporcionarán listas de productos, pero revísalos siempre en caso de que haya cambios en los ingredientes.

Tu dermatólogo también puede recetarte algunos medicamentos para tratamientos a corto plazo si tu dermatitis alérgica de contacto es grave: estos pueden incluir corticoides e inmunosupresores para tratar los síntomas existentes y cualquier otro que se haya desarrollado como resultado de la prueba del parche. Comprueba siempre que los tratamientos tópicos no contengan los alérgenos recién descubiertos. Volveremos a hablar de medicamentos en el capítulo 6.

También deberías recibir algunos consejos sobre el cuidado de tu piel: un buen cuidado de la piel se centrará en el uso regular de emolientes seguros (hidratantes) y protección de la piel. En España y en toda la Unión Europea, todos los emolientes cosméticos sin aclarado están libres de MI y MCI, pero este todavía no es el caso en América del Norte y América Latina. Puede que no sea necesario revisar completamente el cuidado de tu piel o tu rutina de belleza, pero es posible que algunos productos tengan que descartarse.

La buena noticia es que ahora tienes en tu poder información para abordar las causas de los problemas y aliviar los síntomas.

Diagnósticos incorrectos

Muchos de los que han sido diagnosticados con alergia a la MI relatan que anteriormente fueron mal diagnosticados con diversas enfermedades y afecciones de la piel, como la rosácea, la psoriasis, la blefaritis, la sarna, el impétigo u otras.

A otros se les dice que pueden tener enfermedades autoinmunes (como el síndrome de Sjögren, artritis reumatoide, lupus) o que su cuidado de la piel o higiene personal es deficiente.

Todo esto puede ser frustrante, estresante y molesto.

Si no te satisfacen las pruebas y el diagnóstico que recibes, debes pedir una segunda opinión a otro especialista. Solicita que se realice una prueba de parche si se te ha negado y tienes buenas razones para sospechar de alergias de contacto.

3. Cuidados cosméticos: artículos de aseo seguros

¿Qué *es* un cosmético?

Cuando se trata de la alergia a los ingredientes de un cosmético, es importante ser claro y específico.

Así pues, un cosmético es un preparado que se aplica a partes del cuerpo para limpiar, perfumar, desodorizar, acondicionar o proteger o cambiar su apariencia.

Estas partes del cuerpo incluyen las zonas más obvias — como la piel y el cabello— pero también los labios, las uñas, la cavidad oral, los órganos genitales externos y la región anal.

Aunque muchos de nosotros consideramos que los cosméticos son esencialmente maquillaje, en realidad incluyen cremas, lociones, jabones, limpiadores, geles, perfumes, pastas de dientes, enjuagues bucales, protectores solares, jabones vaginales, toallitas húmedas y mucho más.

Etiquetas de los ingredientes

Las listas de ingredientes de los cosméticos pueden ser intimidantes para cualquiera que no esté familiarizado con la química, y no es sorprendente que mucha gente ni siquiera intente leerlas.

Sin embargo, si se te ha diagnosticado una alergia a un ingrediente utilizado en cosméticos, es esencial que hagas el esfuerzo de descifrar la etiqueta.

19

En España, Europa y la mayoría de los países de América del Norte y América Latina, el etiquetado de los ingredientes sigue un sistema de denominación internacional llamado INCI (Nomenclatura Internacional de Ingredientes Cosméticos por sus siglas en inglés), en el que se utiliza una combinación de terminología inglesa y latina, con nombres químicos en inglés e ingredientes botánicos en latín. La lista de ingredientes en formato INCI es obligatoria, y incluye todos los ingredientes añadidos expresamente a la formulación del producto.

A veces se pueden ver traducciones al español de algunos ingredientes. Se proporcionan adicionalmente entre paréntesis junto al término inglés o latín. Otras veces puede ser al revés, con los ingredientes en español listados y la expresión que cumple con el formato INCI entre paréntesis.

A veces también se puede ver una lista adicional opcional, en «inglés simple» o «español simple», aunque puede que no sea necesariamente una lista completa de todos los ingredientes, y podría ser simplemente una lista de ingredientes «activos» o principales que la marca desea destacar. No te fíes de ella.

Los conservantes como la metilisotiazolinona y la metilcloroisotiazolinona se utilizan en cantidades muy pequeñas en relación con otros ingredientes. Dado que los ingredientes se declaran generalmente en orden descendente de cantidad, normalmente los encontrarás hacia el final de la lista de ingredientes.

Deberías ver esas mismas palabras —methylisothiazolinone / metilisotiazolinona, methylchloroisothiazolinone / metilcloroisotiazolinona— en su totalidad, y no las abreviaturas MI o MCI.

A veces se utilizan abreviaturas en la afirmación «libre de» —es decir, «libre de MI» o «libre de MI / MCI»— que constan en otra parte del envase. Estas afirmaciones están siendo adoptadas cada vez más por las marcas ecológicas, pero son objeto de aversión por parte de muchos en la industria cosmética, y la regulación contra su uso es cada vez más estricta en la UE. Incluso si ves una afirmación de este tipo, comprueba la lista de ingredientes para estar seguro y por si hubiera otros alérgenos o ingredientes que debas evitar.

Hay que tener en cuenta que algunos nombres de ingredientes que pueden parecerse a un conservante de isotiazolinona — como metilparabeno, isometilionona, metilpropanodiol— deberían ser seguros, suponiendo que no se tenga una alergia específica a ellos. Consulta el Glosario para ver otros ejemplos de «falsos enemigos».

Fuera de España y de la mayor parte de América Latina, todavía puede verse a veces la expresión Kathon CG en los cosméticos —el nombre de marca para la mezcla MI / MCI— aunque la mayoría de los países de habla hispana han adoptado el etiquetado conforme a las normas INCI. Otros términos o nombres comerciales, de nuevo dados en el Glosario, son raros, al menos en los cosméticos.

En España no se permite el uso de conservantes de isotiazolinona, aparte de la MI o MCI para uso cosmético, pero están permitidos en otros lugares del mundo, incluyendo los Estados Unidos. La marca americana Puracy utiliza la benzoisotiazolinona (BIT por sus siglas en inglés) en algunos de sus jabones de manos, pero esto es extremadamente raro.

Los cosméticos en América están regulados por la Administración de Alimentos y Medicamentos (FDA por sus siglas en inglés), pero las normas son consideradas extremadamente permisivas por los científicos de cosméticos y los reguladores internacionales, especialmente en relación con las regulaciones mucho más estrictas que existen en la UE.

En Europa, por ejemplo, los productos tienen que someterse a pruebas microbiológicas, estar debidamente registrados antes de su comercialización, notificar a las autoridades competentes las reacciones graves a los mismos, y otras medidas similares.

En los EE. UU., puedes literalmente hacer una pócima hoy y venderla mañana.

La UE es muy estricta en cuanto a lo que puede y no puede usarse en los cosméticos: prohíbe alrededor de diez mil ingredientes.

Los EE. UU., sin embargo, prohíben tan solo unas docenas.

Dicho esto, los ingredientes deben ser enumerados en los EE. UU., aunque hay dos excepciones especificadas por la FDA que hay que tener en cuenta:

1. Las pastillas de jabón que solo limpian y no tienen otro propósito declarado o intencional (como la hidratación) no necesitan ser etiquetadas. Es raro encontrar MI / MCI en una pastilla de jabón, pero no es imposible. No te arriesgues a usar algo sin etiquetar, particularmente si tienes otras alergias.

2. Los llamados ingredientes secundarios no necesitan ser declarados. Estos incluyen los ingredientes de cualquier sustancia presente en «niveles insignificantes» en el producto final. Teóricamente, estos podrían incluir MI / MCI. Ver Perfume / fragancia, a continuación.

Es posible que algunos productos (por ejemplo lápices labiales, bálsamos labiales) sean demasiado pequeños para llevar una etiqueta legible de los ingredientes, en cuyo caso pregunta en el punto de venta, ya que los ingredientes deben ponerse a tu disposición a través de un folleto o una página web si fuera el caso.

Si ves un cosmético con el ingrediente conservante indicado simplemente como «conservante», debes evitarlo. Podría ser una isotiazolinona, o una mezcla que la contenga.

Perfume / fragancia

La mayoría de los cosméticos están perfumados de alguna manera.

Incluso aquellos que están etiquetados como «sin fragancia» pueden contener ingredientes añadidos para «enmascarar» el olor de otros ingredientes, algunos de los cuales pueden ser desagradables para el olfato humano.

Algunas marcas eligen enumerar individualmente los componentes de las fragancias presentes en sus productos, y esto puede incluir tanto aceites esenciales, como nombres químicos completos de los compuestos aromáticos sintéticos que a veces se utilizan.

Otras pueden usar las expresiones «perfume» o «fragancia» y no dan mucha más información que eso.

En los Estados Unidos, hay una cláusula de exención de secreto comercial, por la cual los fabricantes pueden legalmente no revelar más detalles sobre la mezcla de la fragancia utilizada.

En España y en la UE, se debe proporcionar información adicional sobre ciertos componentes de la fragancia, aunque los fabricantes no tienen por qué revelar completamente lo que puede contener su «perfume».

Todo esto presenta dos posibles obstáculos para los alérgicos a la MI / MCI.

MI / MCI en las fragancias

En la comunidad online de alérgicos a la MI ha surgido una gran preocupación por la posibilidad de que los ingredientes de las fragancias —vendidas a los fabricantes por proveedores especializados— puedan estar conservados con isotiazolinonas.

La fuente de esta preocupación deriva de una lista disponible en la Asociación Internacional de Fragancias (IFRA por sus siglas en inglés; véase www.ifrafragrance.org/initiatives/transparency/ifra-transparency-list), que ha revelado voluntariamente un registro de los materiales usados en los compuestos de fragancias a nivel mundial.

Hay varios miles en total, e incluyen MI, MCI, la mezcla MI / MCI y de hecho también BIT (benzoisotiazolinona)

Así que la pregunta es: ¿puede una isotiazolinona «esconderse» en la expresión «perfume» o «fragancia» en la etiqueta de un ingrediente?

La respuesta parece ser que sí, pero hay que tener en cuenta otras consideraciones.

En primer lugar, los aceites esenciales no necesitan conservantes, por lo que se podría suponer que cualquier aceite esencial «puro» no debería contener conservantes de ningún tipo. Si los aceites esenciales son todo los que un fabricante utiliza en sus formulaciones para la fragancia, entonces el riesgo parece minúsculo.

En segundo lugar, incluso si un ingrediente de fragancia se preservara con un conservante de isotiazolinona, la fragancia se utiliza en cantidades muy pequeñas en la mayoría de los cosméticos cotidianos, con lo que cualquier rastro que contuviera se diluiría aún más hasta un grado tal que sería casi insignificante, y es poco probable que desencadenara una reacción.

¿La excepción? El mayor riesgo parece ser el de las fragancias o perfumes que se rocían sobre la piel.

También puede que quieras jugar sobre seguro con los cosméticos sin aclarado que contienen perfumes o fragancias no identificadas, especialmente los que se usan en zonas delicadas como los ojos.

Con los cosméticos que requieren aclarado como los geles de ducha, se cree que es muy poco probable que se reaccione a los diminutos rastros de isotiazolinona «escondidos» en un compuesto de fragancia.

Dicho esto, las sensibilidades pueden variar enormemente, y las reacciones de cada persona dependen de sus propios umbrales de tolerancia.

Además, muchas personas serán también alérgicas a otros componentes de la fragancia, habiendo sido quizás diagnosticadas de ambos conjuntos de alergias al mismo tiempo a través de sus pruebas de parche. Volveremos a esto en el capítulo 7.

Cosméticos hipoalergénicos

¿Qué significa «hipoalergénico» en realidad?

Significa que un fabricante que utiliza el término para uno de sus productos cree (o al menos debería creer) que el producto tiene menos probabilidades de provocar alergias en los consumidores que otros productos «no hipoalergénicos».

Hay mucho escepticismo sobre el término: este «significa lo que una compañía particular quiera que signifique», de acuerdo con la propia FDA de los EE. UU. No está legalmente definido, y por lo tanto no está regulado de ninguna manera.

Además, «hipoalergénico» no significa «no alergénico». No existen cosméticos no alergénicos, ya que casi cualquier sustancia puede, al menos teórica o potencialmente, desencadenar una alergia.

Muchos expertos consideran que el término es engañoso, y que puede hacer pensar a los alérgicos que un determinado producto es seguro para ellos.

Las marcas más escrupulosas usarán «hipoalergénico» para los productos que excluyen las fragancias o los sensibilizadores conocidos y comunes como MI / MCI. Pero otros pueden usarla de forma más amplia y engañosa, basándose en que la mayoría de la gente no reaccionará a sus productos o a sus ingredientes (esto vale para todos los cosméticos, dado que la mayoría de la gente no tiene alergias).

En la UE, es probable que el término «hipoalergénico» signifique que los 26 alérgenos de las fragancias (véase el capítulo 7) no se encuentran en el producto. Esto se convirtió en un requisito en julio de 2019, cuando entró en vigor una nueva normativa que pedía que los sensibilizadores de la piel ampliamente reconocidos no estuvieran presentes en ningún producto etiquetado como «hipoalergénico». Esto también debería corresponder a la MI / MCI.

Pero siempre hay que asegurarse...

Marketing sin sentido

Hay otros términos utilizados por las compañías de cosméticos que pueden ser falsamente tranquilizadores. Algunos ejemplos:

- Dermatológicamente testado
- Formulado con las familias en mente
- Ingredientes suaves
- Aprobado por dermatólogos
- Sensible / para la piel sensible
- No daña la piel
- Natural / ecológico

Algunas de estas declaraciones o afirmaciones no tienen sentido en sí mismas, pero en lo que respecta a la alergia a la MI por lo general son irrelevantes.

De ellas, tal vez la más frecuente sea la de «sensible»: hay docenas de ejemplos de productos «sensibles» en el mercado que sí contienen MI o MI / MCI.

No te dejes engañar por ellos en tus esfuerzos por determinar si un producto es seguro para ti. Para eso, necesitas examinar los ingredientes, siempre.

Marcas seguras

La lista de marcas seguras es cada vez mayor, ya que muchos fabricantes de fórmulas buscan alternativas a las isotiazolinonas.

Dicho esto, se sabe que algunas marcas anteriormente libres de MI han introducido un nuevo producto que contiene una isotiazolinona, por lo que una marca segura hoy puede no ser necesariamente una marca segura mañana.

Las fórmulas también cambian, ya sea que estén libres de MI a que contengan MI, o viceversa. Y como las antiguas existencias de productos anteriormente inseguros pueden permanecer en las estanterías (o en una tienda online) durante muchos años, hay que tener cuidado al comprar un producto reformulado con seguridad y asegurarse de que no se está comprando la versión antigua, que no es segura.

Algunas marcas con presencia mundial se han vuelto muy conocidas por la comunidad de alérgicos a la isotiazolinona, como Lush, Avene y Body Shop, pero hay listas más completas en el sitio web de MI Free, incluida una página dedicada a los productos de España y América Latina (www.mi-free.com/cosmetics/cosmeticos-sin-mi-espana-america-latina) que sigue creciendo.

Natural / ecológico

Las expresiones «natural» y «ecológico» no están formalmente definidas ni universalmente reconocidas, y algunas marcas usan los términos con demasiada ligereza en sus productos, incluso cuando el nivel de ingredientes naturales u orgánicos es muy bajo.

Dicho esto, las marcas que han logrado una certificación orgánica o natural reconocida, como las ofrecidas por COSMOS, Cosmebio, Ecocert, BDIH, The Soil Association o NATRUE, son dignas de consideración, ya que las isotiazolinonas no son conservantes aprobados en esos certificados, por lo que los productos que llevan los logotipos de estos y algunos otros organismos de certificación reconocidos son seguros.

Pero aun así hay que tener mucho cuidado. Por ejemplo, la afirmación «eco» pueden tener carácter ecológico, es decir, responsable con el medio ambiente, pero puede no ser necesariamente seguro para ti como alérgico a la MI. Por ejemplo, Ecolabel, el proyecto de la etiqueta ecológica de la UE, cuyo logotipo es una flor verde rodeada de estrellas azules, y que recompensa a los productos que tienen un menor impacto ambiental, permite el uso de conservantes de isotiazolinona, presumiblemente porque se biodegradan con relativa rapidez.

Compruébalo siempre. Las afirmaciones de «natural» o «ecológico» no implican necesariamente un producto libre de MI.

Productos específicos seguros

En cuanto a los diferentes tipos de productos, el sitio web MI-free.com tiene extensos listados que se mantienen actualizados en la medida de lo posible y son la mejor fuente de información actual.

Sin embargo, nótese que estos productos se centran en los EE. UU. y el Reino Unido. Muchas de las marcas mencionadas estarán disponibles en todo el mundo, pero ten en cuenta que, a menos que se importen directamente, algunas marcas internacionales pueden utilizar diferentes formulaciones en distintos países. Utilízala como guía, pero siempre comprueba los datos.

Prueba a buscar en el sitio web, o utiliza los menús desplegables para las categorías de Cosméticos.

Algunos artículos o listados conocidos incluyen:

- Listado de maquillaje sin MI (www.mi-free.com/cosmetics/make-up)
- Artículo sobre tintes para el cabello / Tintes para el cabello sin PPD (www.mi-free.com/ppd-allergy-and-mi-allergy)
- Recopilación de artículos sobre productos para el cuidado del cabello libres de MI (www.mi-free.com/cosmetics/hair-products)

También hay una página dedicada a los cosméticos españoles y latinoamericanos (www.mi-free.com/alergia-a-la-metilisotiazolinona/cosmeticos-sin-mi-espana-america-latina)

Facebook también es una buena fuente de recomendaciones personales de otras personas con alergia a la MI. Consulta la sección de Recursos donde se sugieren algunos grupos.

Cosméticos de tolerancia cero

Si eres muy sensible a los ingredientes de los cosméticos y tienes una serie de problemas de cuidado de la piel, sobre todo con las isotiazolinonas, puede que quieras probar un régimen cosmético puro y minimalista, que excluya la mayoría o todos los principales ingredientes culpables y conocidos por causar problemas en la piel.

Aunque no hay pruebas sólidas que apoyen su uso en esta instancia, puede valer la pena experimentar con productos con ingredientes orgánicos, ya que las isotiazolinonas se utilizan a veces en plaguicidas que tienen más probabilidades de estar asociados con prácticas agrícolas no orgánicas.

Fíjate en tipos de productos muy básicos, productos de un solo ingrediente o de pocos ingredientes como la manteca de karité cruda o pura, y los jabones simples de aceite de oliva. La vaselina sin aroma, aunque no es considerada «natural» por la mayoría de la comunidad interesada en la belleza natural, no causa reacciones.

Los mejores consejos

- Una vez que se te haya diagnosticado, debes revisar todos los cosméticos y artículos de tocador y los de las otras personas de la casa, y debes regalar o desechar cualquiera que contenga cualquiera de tus alérgenos, sin excepción. Un miembro de la familia que use cosméticos que contengan MI puede exponerte a ella a través del contacto cercano. Es preferible que ellos también estén libres de MI.

- Evita comprar cosméticos en el mercado negro o a cualquier comerciante temporal o callejero o a vendedores en el extranjero que pueden estar traficando con cosméticos potencialmente robados o falsificados. A medida que se impongan restricciones más estrictas a la MI y a la MCI (en Europa, por ejemplo, pero también en América y en otros lugares), algunos fabricantes pueden tener la posibilidad de destruir el exceso de existencias no vendidas o de llevarlas al extranjero para recuperar ingresos. Ten cuidado. Pueden terminar, y de hecho terminan en cualquier lugar.

- Teniendo en cuenta que la normativa es más relajada en los Estados Unidos y en otros lugares fuera de la Unión Europea, es posible que los fabricantes de fórmulas cosméticas novatos o de reciente aparición produzcan y vendan productos de manera fácil. A menos que puedas confiar al 100% en sus procedimientos y conocimientos, no compres productos de marcas muy nuevas o pequeñas, en especial si no indican claramente todos los ingredientes.
- No te inclines por cosméticos de base acuosa, sino por formulaciones de base oleosa, como aceites y mantecas corporales. Los cosméticos sin agua son mucho menos propensos a requerir conservantes, y por lo tanto es más probable que estén libres de MI.
- Es una buena práctica cosmética general el evitar conservar el maquillaje y otros cosméticos durante muchos años. Dale uso a tus cosméticos (seguros). No los guardes por largos períodos, especialmente en climas cálidos. Los tipos de productos «naturales» que a menudo tienden a estar libres de MI no suelen durar tanto tiempo como los cosméticos convencionales porque el sistema de conservación es probable que sea más delicado.
- Aplica el sentido común con la cosmética cuando viajes y te quedes en hoteles. Lleva contigo envases de tamaño de viaje y mini jabones de marcas seguras. Los tamaños de muestra suelen estar disponibles en eventos y espectáculos de belleza. (Vale la pena visitarlos solo con ese fin. Pero también para que

puedas preguntar libremente sobre los ingredientes y la seguridad con los representantes de las marcas). También puedes decantar algunos productos, por ejemplo, geles de ducha en frascos pequeños y esterilizados para llevarlos contigo.

Límites legales

Por un lado, para los pacientes ya diagnosticados, los niveles máximos permitidos de conservantes de isotiazolinona en los cosméticos son irrelevantes. Tendrán que evitar todos los productos en los que se añadan ingredientes de MI o MI / MCI, independientemente de la cantidad presente.

Pero otros pueden estar interesados en las diversas legislaciones, orientaciones oficiales y límites legales en sus propios países o territorios internacionales, que pueden ser útiles para quienes viajen al extranjero.

A continuación, se presenta un breve resumen, aunque hay que tener en cuenta que las leyes se revisan y actualizan constantemente, y que los países se acercan cada vez más a las normas de la UE, que son las más estrictas.

- En la UE, los productos sin enjuague, como las cremas hidratantes y el rímel, además de las toallitas para bebés y las toallitas húmedas, tienen que estar libres de isotiazolinona por ley, pero los productos que requieren aclarado como el champú y el gel de ducha pueden contener hasta 15 partes por millón (15ppm, o 0,0015%) de MI o de mezcla de MI / MCI.
- En todos los países no pertenecientes a la UE, los conservantes de isotiazolinona están permitidos en los

productos sin enjuague, aunque algunos solo permiten la MI, no la mezcla de MI / MCI.

- En los EE. UU., los cosméticos pueden contener hasta 100 ppm de MI, o 7,5 ppm (sin enjuague) / 15 ppm (de enjuague) de la mezcla de MI / MCI. Estos son los límites recomendados por la organización Revisión de Ingredientes Cosméticos (CIR por sus siglas en inglés).
- En Canadá, se permiten 100 ppm de MI en productos que no requieren enjuague y 15 ppm de mezcla de MI / MCI únicamente en productos que requieren aclarado.
- Muchos otros países, como Brasil, Argentina, Uruguay, Paraguay (países del Mercosur), México, así como los países del sudeste asiático, Corea del Sur y Arabia Saudita, tienen normas que coinciden aproximadamente con las canadienses.
- La mayoría de las naciones africanas no tienen ningún límite de ppm establecido.

En resumen

- Cuidado con la metilisotiazolinona, metilcloroisotiazolinona o Kathon CG en las etiquetas de los ingredientes.
- Busca recomendaciones en recursos online o en páginas de Facebook, pero comprueba siempre los ingredientes con los fabricantes, ya que las fórmulas pueden cambiar y lo hacen de manera periódica.
- Si te preocupan los ingredientes de fragancias o perfumes especialmente en los productos que no

se enjuagan, consulta al fabricante; si tienes dudas, es más seguro evitarlos.

- No te dejes llevar por una falsa sensación de seguridad por el «ecoblanqueo» o por términos de marketing tan ingeniosos como «seguro para la piel» o «de origen natural». ¡Compruébalo siempre!

- Nunca compres o uses nada que no puedas comprobar con seguridad que está libre de MI.

- Ten en cuenta las diferentes normas cuando viajes al extranjero.

4. En casa: productos seguros para el hogar

Muchos productos de uso doméstico, en particular los productos de limpieza como las soluciones para superficies y los detergentes para lavar los platos y la ropa, contienen conservantes de isotiazolinona, no solo MI y MCI, sino también benzoisotiazolinona (BIT) y octilisotiazolinona (OIT).

Otros productos para el hogar donde se pueden encontrar estos conservantes incluyen ambientadores, suavizantes de la ropa, tratamientos antimoho, productos de jardinería, limpiadores de madera y muchos más.

También pueden estar presentes en los productos para el cuidado de animales domésticos, los cuales no están clasificados como cosméticos y, por lo tanto, no están sujetos a los requisitos de regulación de los cosméticos. Pueden contener concentraciones más altas de isotiazolinonas que las que se encuentran normalmente en productos equivalentes para los seres humanos.

Más del 90% de las pinturas contienen uno o más de los conservantes de isotiazolinonas.

También pueden estar presentes en productos como pegamentos, tintas y materiales artísticos, incluidos los destinados a los niños.

Es un problema grave.

Es un problema considerable incluso cuando no se entra en contacto físico con el producto, como podría ocurrir con un líquido lavavajillas.

La pintura aun estando seca puede liberar isotiazolinonas durante meses, causando síntomas.

Los rastros de isotiazolinonas pueden quedar en la ropa o la ropa de cama en la colada, transfiriéndose a la piel y provocando reacciones.

Los productos domésticos sin isotiazolinonas son esenciales para tu salud. No te sientas tentado a creer que puedes usar guantes u otros productos como mascarillas para protegerte completamente cuando los utilices. Solo son una ayuda parcial. Los alérgenos vaporizados y las salpicaduras de líquido serán tu perdición.

Etiquetado

La legislación sobre el etiquetado de productos que no son cosméticos, como los detergentes para el hogar, no es tan estricta ni tan clara, y es posible que no se declaren todos los ingredientes con precisión. Esto es particularmente evidente en el caso de los envases de los productos, aunque algunos de los fabricantes más respetuosos los revelarán con detalle en sus sitios web.

El etiquetado en la UE

Dicho esto, en España y en toda la UE, la presencia de conservantes —incluyendo las isotiazolinonas— debe declararse por su nombre cuando estén presentes en los detergentes domésticos y en los productos auxiliares de limpieza tales como los suavizantes para la ropa. Lo mismo sucede con cualquiera de los 26 alérgenos específicos de fragancia (véase el capítulo 7), con las enzimas, los desinfectantes y los abrillantadores ópticos.

Los ingredientes principales y sus porcentajes —como los surfactantes, fosfatos, agentes blanqueadores, jabones y otros— tienen que ser declarados dentro de unos rangos de porcentaje establecidos, pero solo es necesario enumerar los tipos o categorías de estos: en otras palabras, puede que no se indiquen los nombres exactos de los ingredientes.

Si por alguna razón los necesitas, puedes encontrarlos en las fichas de datos de seguridad del producto que los fabricantes deben poner a tu disposición en la red, y estas suelen proporcionar un poco más de información que la que se encuentra en la etiqueta del producto.

Además, existe un servicio en la UE mediante el cual tu médico puede solicitar a los fabricantes la lista completa de ingredientes de cualquier producto detergente, para que podáis explorar conjuntamente cualquier problema de salud, incluida la alergia. Los fabricantes están obligados a poner en sus productos los detalles de contacto a través de los cuales se puede solicitar esta información. Por motivos de protección de datos, no se permite que tu profesional médico te transmita la lista completa de ingredientes.

El etiquetado en Estados Unidos

En los EE. UU. los productos están regulados por la Comisión de Seguridad de Productos de Consumo. La Ley de Etiquetado de Productos Domésticos de 2009 (CPSIA, por sus siglas en inglés) propuso que los ingredientes se declararan en todas las etiquetas de los productos de limpieza y detergentes, incluyendo todas las fragancias, tintes y conservantes, pero el proyecto de ley se abandonó en un congreso precedente y nunca se promulgó.

Esto significa que, esencialmente, los fabricantes pueden revelar o no revelar los ingredientes. Algunas marcas lo hacen, pero muchas otras marcas importantes solo proporcionan una idea general de los contenidos, y remiten a los consumidores a sitios web donde se puede encontrar más información.

El etiquetado en América Latina

La situación en otros países es muy parecida a la de los Estados Unidos, aunque parece que incluso son menos las empresas que revelan detalles.

Normalmente se proporcionan tipos de ingredientes genéricos, por lo que comúnmente se ven términos como «colorantes» y «enzimas», pero también términos más relevantes como «conservador», «preservante», «bactericida» y similares en productos como los detergentes para ropa, pero muy poca información adicional.

Existe un alto riesgo de que los conservantes utilizados en estos casos sean isotiazolinonas.

Descubriendo los ingredientes

Llamar al número de atención al cliente de la empresa que figura en el embalaje puede ser útil, al igual que buscar una ficha de datos de seguridad (FDS) en el sitio web de la empresa, pero es frustrante tener que pasar por este proceso ya que no ofrece ninguna garantía de éxito a la hora de recibir una respuesta firme y fiable.

Dado que las fichas de datos de seguridad no suelen informar de manera completa, algunas marcas también ofrecen por separado y en internet listas completas de ingredientes, pero muchas no lo hacen, o solo lo hacen cuando se trata de una selección de sus productos o marcas.

Cuando llames a una empresa, intenta no frustrarte, ya que esto pondría a algunas marcas inmediatamente a la defensiva o levantaría sospechas. (Los competidores a veces llaman a las marcas rivales para tratar de obtener información protegida).

En lugar de ello, comienza cortésmente explicando que tienes una alergia severa a los conservantes de isotiazolinona, que eres un cliente potencial al que le gustaría usar sus productos y que llamas para preguntar si podrían ser seguros para ti.

Tal vez quieras aclarar que no estás buscando una lista completa de ingredientes, sino una confirmación de que los ingredientes desencadenantes no están presentes en el producto.

Prepárate para nombrar y deletrear cada uno de los conservantes de isotiazolinona.

Puede ser más fácil para un agente de atención al cliente determinar la seguridad de un solo producto en lugar de toda la gama de productos de la marca, así que si hay alguno en el que tengas un interés particular especifica su nombre exacto.

Si te dicen que no se menciona ninguna isotiazolinona en la FDS del producto, señala educadamente que los ingredientes allí enumerados pueden no ser todos los que hay, y que necesitas mayor seguridad.

Si después de averiguar un poco más, la marca te asegura que está libre de isotiazolinonas, y parece más abierta a revelar sus ingredientes, puede que quieras preguntar qué conservantes alternativos se utilizan en su lugar, ya que esto puede ser útil para establecer la seguridad de que tu consulta ha sido entendida de manera clara.

Marketing sin sentido

Una vez más, como en el caso de los cosméticos, hay una gran cantidad de términos en marketing que los fabricantes utilizarán para convencerte de que sus productos son superiores a los de la competencia.

En cuanto a la seguridad de las alergias, no te dejes convencer por las expresiones y términos que podrás llegar a ver.

Estos incluyen:

- Verde y ecológico
- Para un medio ambiente seguro
- Hecho con una formulación orgánica
- Delicado con su entorno
- Soluciones limpiadoras a base de plantas
- Elaborado con ingredientes no tóxicos

Ninguna de estas afirmaciones, ni muchas otras similares, nos aseguran que el producto está necesariamente libre de isotiazolinonas. Ten cuidado con todas ellas.

También hay productos de lavandería en el mercado, especialmente en los EE. UU., que afirman ser «hipoalergénicos» y sin embargo contienen al menos una isotiazolinona.

Otra afirmación —que a veces también vemos en los cosméticos— es la de «libre de químicos». Esto no tiene sentido: todas las fórmulas se componen de productos químicos. Los detergentes para la ropa, por ejemplo, son mezclas de ingredientes tales como descalcificadores de agua, surfactantes, blanqueadores ópticos, enzimas biológicas, fragancias, conservantes y otros agentes.

No hay que temer a los productos químicos (¡el agua es un químico!), pero no se debe confiar en una afirmación errónea y potencialmente engañosa como «sin productos químicos».

Productos seguros

Una vez más, el sitio web MI Free tiene extensos listados que se mantienen actualizados en la medida de lo posible, y son fuentes fiables de información actual. Puedes buscar según el tipo de producto o marca, o usa el menú desplegable para la categoría de Hogar. La mayoría de las marcas son americanas o británicas, pero algunas están disponibles en otros países. De todos modos, comprueba siempre que sean seguras en tu país.

Una página en el sitio enumera los productos disponibles en España y América Latina (www.mi-free.com/household/productos-domesticos-sin-mi-espana-america-latina).

Como en el caso de los cosméticos, las formulaciones sin agua son mucho más seguras.

Por ejemplo, el detergente en polvo para ropa probablemente no contenga isotiazolinonas, aunque ha habido casos de productos que han roto esta «regla», por ejemplo, los utilizados en la industria hotelera. Compruébalo siempre. El detergente en polvo sin perfume es probablemente la opción de consumo más «respetuoso con las alergias».

Algunas marcas están mejorando sus prácticas de divulgación de la información.

En diciembre de 2017, S C Johnson anunció que había cumplido con el compromiso de revelar la presencia de 368 alérgenos de la piel en su sitio web de ingredientes. El sitio web, «What's Inside S C Johnson» (www.whatsinsidescjohnson.com), incluye marcas como Glade, Mr Muscle / Mr Muscolo, Pledge y otras. Se incluyen marcas de docenas de países, así que puedes buscar qué productos en particular contienen y no contienen isotiazolinonas.

Procter & Gamble, que alberga marcas como Ariel, Fairy, Lenor, Gain, Cascade, Dawn y muchas más, ha seguido este ejemplo. En los Estados Unidos, su sitio web de «Seguridad de Productos y Conformidad» (www.pgproductsafety.com/ productsafety) ofrece un servicio de búsqueda donde puedes introducir la marca elegida y revelar los ingredientes de los productos disponibles de esa marca particular.

En Europa, el sitio web «Info-PG.com» (www.info-pg.com) realiza una función similar, permitiéndote establecer tu país de preferencia en toda la UE, incluyendo España. También puedes encontrar información en el sitio dedicado a América Latina de P&G (www.latam.pg.com). Se incluyen las marcas de cosméticos de P&G, tales como Herbal Essences, Head & Shoulders, Olay y Pantene.

Al igual que con los cosméticos, vale la pena examinar los detergentes domésticos con certificación orgánica. Tienden a ser mucho más transparentes en cuanto a la declaración de los ingredientes. De nuevo, hay que tener cuidado con los productos que llevan la etiqueta ecológica de la UE Ecolabel, ya que pueden contener isotiazolinonas.

Productos caseros

Para algunas personas, un diagnóstico de dermatitis alérgica de contacto —a MI o a otro(s) ingrediente(s)— puede ser el empujón necesario para considerar la fabricación de sus propios productos de limpieza y cuidado del hogar. Esto puede ayudar a combatir la contaminación en interiores, que en algunas personas desencadena un empeoramiento de las funciones respiratorias, y también ayuda al medio ambiente. Naturalmente, esto también reduce cualquier sensibilidad.

Algunos miembros de la comunidad de alérgicos de la red aconsejan este enfoque de fabricación casera al menos al principio, cuando es posible que haya que eliminar los productos prefabricados antes de establecer cuáles se pueden utilizar.

Bicarbonato de sodio, sosa (carbonato de sodio), jabón de castilla (duro y/o líquido, pero siempre sin fragancia), vinagre blanco, limones/jugo de limón, bórax y gotas de aceites esenciales (suponiendo que no seas sensible a las fragancias) son los ingredientes que debes tener en tu arsenal si deseas emprender este camino.

Por ejemplo, una mezcla personalizable de jabón líquido sin fragancia, bicarbonato de sodio y vinagre es un útil limpiador multiusos, variando las proporciones de acuerdo con el uso que se le dé. También hay muchas «recetas» disponibles en internet. A continuación, se presentan algunas propuestas.

Limpiador de sanitarios

Para un lavado sencillo, usa vinagre blanco puro, vertido o rociado bajo los bordes, y frota o rocía las superficies y

45

límpialas una vez pasados algunos minutos. Para una limpieza más profunda, usa media taza de bicarbonato de sodio, añádele un poco de vinagre para «activarlo» y frota con esta mezcla.

Limpiador para baño / ducha

Para una limpieza rápida, rocía una mezcla de agua y vinagre blanco en proporciones iguales y limpia con ella. Para una suciedad más difícil, rocía vinagre blanco puro y acláralo después de una hora, o prueba el bicarbonato de sodio mezclado con jabón de castilla líquido.

Limpiador de cristales

Prueba el vinagre blanco diluido en agua; puedes añadir una gota de perfume (opcional).

Líquido lavavajillas

Jabón de castilla sin fragancia, con un mínimo de agua y un poco de sal y vinagre.

Quitamanchas: para utensilios de cocina / vajilla

Para limpiar y eliminar las manchas se puede utilizar sal mezclada con una pequeña cantidad de vinagre o jugo de limón, aunque la mezcla puede rayar algunas superficies.

Limpiador de superficies

De nuevo, agua y vinagre en una proporción de 1:1 (no apto para mármol, granito o piedra).

Limpiador de hornos

Rociar el horno (previamente calentado) con vinagre, luego agregar sal o bicarbonato de sodio a las áreas problemáticas. Déjalo actuar un rato, luego límpialo.

Detergente en polvo

Usa jabón del Dr. Bronner rallado y mezclado con 250 ml de soda y 250 ml de bórax. Puedes reemplazar parte o todo el bórax con soda. Usa dos cucharadas en cada lavado.

Suavizante de ropa

Prueba unas cucharadas de vinagre blanco en el último ciclo de enjuague.

Pinturas

En general las diversas regulaciones nacionales o territoriales para el etiquetado de las pinturas domésticas y productos relacionados con estas son menos estrictas que para los detergentes o los cosméticos.

Esto complica el enorme problema existente cuando hablamos de pinturas, y es que es difícil encontrar variedades libres de MI. Todas las grandes marcas utilizan isotiazolinonas.

Hay regulaciones, por supuesto, y hay señales de que las cosas están mejorando, aunque la situación es inestable en estos momentos y las normas están siendo constantemente revisadas. Por ejemplo, en España y en la UE, a partir de mayo de 2020 los productos con más del 0,0015% de MI deben ser etiquetados con un aviso de alergia. Sin embargo, esta normativa no se aplica todavía a otras isotiazolinonas, lo que significa que pueden seguir presentes en altos niveles incluso cuando no existe ninguna advertencia.

Las pinturas en polvo que tú mismo puedes mezclar normalmente son seguras si puedes encontrar las que sean adecuadas.

Es fácil confundirse con cualquier pintura que afirme ser 'verde, no tóxica o que no provoca asma', pero esto no garantiza en absoluto que esté libre de isotiazolinonas.

Lo mismo se puede decir de una pintura que es baja en o libre de compuestos orgánicos volátiles (VOCs por sus siglas en inglés). Estos son químicos emitidos como gases a partir de líquidos o sólidos, y algunos de los cuales pueden causar efectos perjudiciales para la salud, tales como problemas respiratorios en personas sensibles.

Entre las marcas que ofrecen pinturas sin isotiazolinonas se encuentran Graphenstone (que se distribuyen en España y en varios países de América Latina, incluido México) y Auro (www.auropinturas.es), pero hay que tener en cuenta que estas dos empresas utilizan conservantes de isotiazolinona en algunas de sus pinturas, así que comprueba que las que te interesan son seguras.

Para obtener más información, y para otras marcas, incluidas marcas totalmente libres de isotiazolinonas, consulta el directorio de pinturas en el sitio web «MI Free» (www.mi-free.com/household/methylisothiazolinone-free-paints).

Solución neutralizante

Si te encuentras en una situación en la que el uso de una pintura insegura es inevitable, algunos miembros del grupo de

Facebook «Allergy to Isothiazolinone, Methylisothiazolinone and Benzisothiazolinone» (ver Recursos) han tenido éxito con un lavado neutralizante de la pared aplicado a la pintura recién aplicada (pero seca).

La receta del enjuague es una mezcla de un 10% de bisulfito de sodio o metabisulfito de sodio con un 90% de agua (es decir, se diluye el ingrediente activo con nueve veces la cantidad de agua).

Estos compuestos de sodio se utilizan en las industrias cervecera, vinícola y fotográfica, por lo que se debería poder comprar el polvo cristalizado, por ejemplo, a una empresa de suministro de cerveza. Este tiene un olor muy desagradable. Al mezclarlo con agua se libera gas de dióxido de azufre. Si eres alérgico al gas, o a los sulfitos que a menudo se utilizan como conservantes de alimentos y pueden causar dificultades respiratorias en una minoría de personas debes evitarlo por completo. Mantén los compuestos lejos de los niños.

Utiliza la solución como si fueras a pintar, aunque tal vez quieras probar inicialmente en un pequeño parche que esté oculto para asegurarte de que no se decolorará. Puede quedar un residuo, pero deberías poder enjuagarlo más tarde.

Este método es seguro, pero como precaución abre las ventanas, usa una mascarilla facial (buena práctica de todas formas cuando se trata de pintura), y asegúrate de *no usar bisulfato de sodio*, porque no funcionará.

Repintado

También puede funcionar el pintar de nuevo una pared con una mezcla segura, aunque esta haya sido pintada recientemente con una pintura que contiene isotiazolinonas.

En un documento publicado en 2019 se describió el caso de una paciente que sufrió una dermatitis de contacto aerotransportada debido a la pintura de la pared de su apartamento.

El problema persistió durante un período inusualmente largo de ocho meses después de la aplicación de la pintura, pero mejoró en cuestión de un par de semanas después de repintar con una emulsión segura, y la paciente se recuperó en un plazo aproximado de diez semanas.

5. Evitar la exposición

Una vez que te hayas encargado de los cosméticos y los detergentes, habrás mejorado enormemente el único entorno sobre el que puedes ejercer un alto grado de control: tu casa.

Si puedes convencer a tus amigos y familiares para que hagan lo mismo en sus casas, genial. Esto te ayudará enormemente y hará que tu entorno sea mucho más seguro para ti cuando los visites o te alojes allí.

Sin embargo, sobre lo que tienes menos control es sobre otros entornos, como por ejemplo los espacios públicos y tu lugar de trabajo.

¿Qué puedes hacer?

Métodos de barrera

La prevención es sin duda el mejor método, pero habrá momentos en los que no puedas asegurarte de que el entorno en el que uno se encuentra estará libre de factores desencadenantes, y por eso los llamados métodos de barrera pueden ser útiles ya que ponen una «barrera» entre tu persona y el mundo exterior.

Barreras tópicas

Mucha gente usa cremas hidratantes, incluyendo las específicas para el eczema, como cremas «barrera».

Dado que las cremas ordinarias son absorbidas por la piel, no se conoce con certeza su eficacia para 'rechazar' aquellas isotiazolinonas que se pueden tocar, por ejemplo, en un detergente potencialmente inseguro o en objetos como manillas de puertas o pasamanos móviles, y dicha eficacia puede variar.

Un producto disponible internacionalmente llamado «Gloves in a Bottle», sin fragancia, se comercializa como loción protectora y tiene buenos resultados en personas con dermatitis de contacto.

La vaselina pura por lo general también se considera una buena opción.

Guantes

La búsqueda de guantes seguros es un tema de debate habitual en los grupos de apoyo en internet entre las personas con alergias, porque los materiales utilizados en la fabricación de guantes se tratan a veces con desinfectantes o soluciones de acabado que contienen isotiazolinonas, y puede ser difícil obtener una respuesta definitiva de los fabricantes sobre los procesos e ingredientes utilizados.

Los guantes de algodón blanco liso o los guantes con forro de algodón —lavados varias veces con detergente para ropa sin MI y enjuagados a fondo— son una apuesta segura para la protección «en seco» diaria. Se encuentran a la venta en todo el mundo. Los de ajuste más ceñido pueden actuar como guantes de «forro», dentro de un par de guantes de protección, lo cual ofrece la ventaja adicional de que las manos no se pondrán tan sudorosas o pegajosas.

Pero ¿cómo serían los guantes de protección?

El consenso entre la comunidad parece ser el de evitar los guantes de látex, porque las isotiazolinonas se utilizan para preservar muchas de las emulsiones con las que se fabrican los guantes de látex, y parece que este también puede ser el caso con los guantes de PVC / vinilo.

Además, el informe de un caso de 2014 publicado en la revista *Contact Dermatitis* sugirió que los guantes de caucho natural «podrían no proteger contra la penetración de metilisotiazolinona en la piel».

Entonces, ¿qué podría ser seguro?

Guantes de nitrilo

Algunas personas, aunque no todas, tienen buenos resultados con los guantes de nitrilo.

El nitrilo es un caucho sintético y es un material más impenetrable que otros usados por los fabricantes de guantes.

A algunos guantes se les ha añadido polvo, lo que ayuda a la hora de ponérselos. Normalmente, se trata de almidón de maíz, pero existe la duda de que este pueda absorber los materiales utilizados en los guantes, incluyendo alérgenos como el látex y otros, y luego dispersarlos en la atmósfera al quitarse los guantes, poniendo en riesgo así la salud del individuo alérgico.

Algunos guantes tienen «aceleradores» químicos que se añaden durante su fabricación. Estos ayudan a proporcionar elasticidad, añaden fuerza y aumentan la durabilidad y estabilidad del guante. Las principales clases de productos químicos utilizados como aceleradores son tiuram, ditiocarbamatos, y mercaptobenzotiazol, que no es una isotiazolinona, a pesar de la similitud en el nombre. Sin embargo, estos aceleradores químicos pueden causar o facilitar las alergias de contacto de tipo IV.

La solución, entonces, aunque no se garantiza que sea 100% segura, es buscar guantes de nitrilo sin acelerador y sin polvo, de los cuales hay varios proveedores en internet, y que generalmente se venden en cajas de 100. Muchos estarán marcados como seguros para la alergia o «hipoalergénicos».

Desconfía de los guantes que se anuncian como antimicrobianos o que tienen un recubrimiento antibacteriano, ya que pueden haber sido tratados con productos químicos cuyos componentes podrían ser difíciles de identificar.

Los guantes de nitrilo de colores son útiles, ya que los agujeros o grietas son más fáciles de detectar que en los guantes blancos o de color carne.

Lee cuidadosamente las instrucciones, ya que algunos guantes no deben utilizarse con ciertos productos químicos, como oxidantes o ácidos fuertes.

Una marca disponible internacionalmente es Ansell, que ofrece guantes de nitrilo MICROTOUCH® con «un sistema avanzado de prevención de alergias».

En este sentido, los guantes desechables pueden ser especialmente útiles si se trabaja en una profesión en la que se requiere lavarse las manos varias veces al día, por ejemplo, en el sector de la restauración o la enfermería.

Ropa

Es tentador exponer más piel en verano, pero piensa con anticipación en tus planes para el día y con lo que tu piel podría entrar en contacto directo.

Usar pantalones cortos o falda en el transporte público puede significar que la parte trasera de tus piernas se rocen con los asientos de plástico o cuero. Si ese asiento se ha limpiado con un detergente peligroso o se le ha aplicado un revestimiento de tela, o si previamente ha entrado en contacto con la piel de otros pasajeros que han usado cosméticos nocivos, entonces ello podría irritar tu piel. Ropa ligera y fresca que cubra la piel puede que sea la mejor opción.

Ropa de protección

Las investigaciones demuestran que el gas residual emitido por la pintura recién aplicada puede desencadenar sensibilidades cutáneas de forma directa, por lo que la ropa ajustada y de tejido tupido puede ofrecer cierta protección en una situación en la que se podría estar expuesto.

Mascarillas faciales

Las mascarillas faciales para la alergia tienden a centrarse en filtrar las partículas, como por ejemplo el polen u otras partículas contaminantes.

Sin embargo, para poder hacer frente a sustancias químicas como por ejemplo las isotiazolinonas o las fragancias u otros compuestos orgánicos volátiles (COV) que pueden desprenderse de la pintura, se necesitan filtros químicos hechos de carbono.

La mascarilla Allergy de Respro® viene con un filtro de partículas, pero se puede comprar con una combinación adicional de filtro de químicos/partículas que incluye una Tela de Carbón Activado Dinámico (DACC™ por sus siglas en inglés) que absorbe docenas de químicos.

Es importante destacar que sus fabricantes han afirmado que no han probado la eficacia del producto con las isotiazolinonas, pero dicen que «con toda probabilidad, y debido a su composición molecular, se absorberá si está presente en un entorno aéreo. La metilisotiazolinona es un hidrocarburo y el DACC es muy bueno en la absorción de hidrocarburos».

Aunque la prevención es siempre el mejor enfoque, estas mascarillas pueden ser útiles cuando te encuentres en una situación inevitable, como tener que caminar por una zona pública recién pintada.

Para obtener más información, consulta el sitio web de Respro (www.respro.com). Realizan envíos a todo el mundo.

Gafas protectoras

Estas también pueden ser útiles como medida temporal en cualquier ambiente donde pueda haber vapor o calor o partículas químicas aerosoles o atomizadas.

Puede que quieras poner un poco de vaselina en los bordes donde hay contacto con la cara. Los nadadores a menudo lo hacen para asegurar un sellado más ajustado y aumentar la comodidad.

Purificadores de aire / filtros

Tal vez no sean métodos de «barrera» per se, pero siguen siendo importantes, ya que tienen como objetivo eliminar la amenaza en tu entorno, en lugar de simplemente bloquear su entrada en tu organismo.

Dicho esto, la información sobre este método de autoprotección es limitada. Los filtros de partículas, como los filtros HEPA (filtro de partículas de aire / absorbente de alta eficiencia), diseñados para atrapar el polvo, el polen y el moho, no son capaces de atrapar moléculas (pequeñas) de isotiazolinona, pero pueden ayudar con alergias no relacionadas como la fiebre del heno y, por lo tanto, «atenuar» la presión sobre tu sistema inmunológico.

Aunque el panorama no está muy claro, probablemente sea acertado suponer que solo los purificadores de carbón activado, con filtros de carbón activado para absorber compuestos orgánicos volátiles, merecen la pena en lo que respecta a las isotiazolinonas.

Hay algunos informes anecdóticos que indican que estos funcionan bien, pero no parece haber ninguna investigación publicada al respecto y los fabricantes parecen reacios a hacer afirmaciones sobre productos químicos específicos, limitándose típicamente a las de carácter general como la de que «ayudan a absorber los compuestos orgánicos volátiles» etc.

Hay muchos filtros de aire disponibles que utilizan tanto la tecnología HEPA como la de carbón activado, y en principio estas pueden ser las mejores opciones. (El aire tratado con HEPA es necesario para que la filtración de carbono funcione, así que ambos son necesarios en este caso). Un enfoque más seguro puede ser elegir un purificador de aire con los dos elementos anteriores, además de la zeolita. La zeolita es un mineral poroso formado a partir de compuestos de silicio, aluminio y oxígeno, que algunos afirman que puede atrapar mejor los gases de moléculas pequeñas, como son el formaldehído, el amoníaco y el monóxido de carbono.

Hay que fijarse en los ionizadores o los purificadores-ionizadores combinados porque en este caso es mejor evitarlos. Cargan las partículas transportadas por el aire, que luego son atraídas por las paredes y los techos adhiriéndose a ellos. Pueden ser útiles para protegerse contra el moho y las bacterias, pero no ayudan a hacer frente a los compuestos orgánicos volátiles contaminantes, y pueden generar ozono interno, que en sí mismo es perjudicial. También pueden aumentar los niveles naturales de formaldehído.

Tu lugar de trabajo

En tu lugar de trabajo el potencial de exposición puede ser considerable.

Si el edificio en el que trabajas está siendo redecorado, la pintura puede ser un peligro.

Si está climatizado, es probable que los agentes de limpieza utilizados en el sistema de aire acondicionado contengan isotiazolinonas, lo que significa que esta podría terminar en la atmósfera interior, por partida doble si también se utilizan ambientadores, ya que estos no siempre son seguros.

Es probable que los responsables de la limpieza de las oficinas utilicen paños o productos de limpieza que podrían ser detonantes de alergia.

También es posible que los productos utilizados en los baños y en las cocinas compartidas puedan causar reacciones.

Lamentablemente, algunas personas como pintores, estilistas, masajistas y decoradores han tenido que renunciar a sus trabajos o carreras debido a sus alergias.

Vale la pena hablar con tu jefe o con el departamento de recursos humanos sobre tu situación. He aquí otra razón fundamental para tener un diagnóstico firme y una carta de un profesional médico que servirá como evidencia para respaldar tu caso y lograr que los compañeros más veteranos se tomen en serio tu situación. Es posible que haya ciertas medidas que se puedan adoptar. Hoy en día es fácil conseguir productos sin isotiazolinonas, y se pueden encontrar detergentes y otros materiales incluso para oficinas en las cantidades a granel que a menudo se requieren para sustituir así a los que no son seguros. Un buen jefe te escuchará y tratará de adaptarse a tus necesidades: es su deber.

Las tintas de impresora pueden ser conservadas con isotiazolinonas. Las impresoras y fotocopiadoras a menudo desprenden calor, y en este caso el vapor que desprende la tinta puede causar síntomas. Ten cuidado con el manejo de las copias recién impresas y si tu escritorio está situado cerca de una impresora de la oficina, considera la posibilidad de preguntar si puedes sentarte en otro lugar, o si la impresora puede ser reubicada.

Puede suponer un riesgo si eres peluquero o trabajas en la industria de la belleza, en ingeniería o en mecánica, en la industria médica, y en muchas otras. Los métodos de barrera como los guantes y las mascarillas pueden ayudar, pero es poco probable que sean una solución conveniente o práctica para todos.

En el colegio

Si tu hijo tiene alergias se tomarán precauciones similares.

Dado que hoy en día muchos niños tienen alergias a los alimentos entre otras sensibilidades, los directores y profesores de las escuelas están acostumbrados a mantener conversaciones con otros padres sobre este tema así que no te preocupes.

Puede ser útil formalizar el cuidado que los niños reciben en la escuela a través de un 'Plan de Salud Individual', firmado y aprobado por todas las partes. El 'Plan de Salud Individual' describe, por ejemplo, las precauciones que deben tomarse para controlar la alergia del niño: dónde se almacenará la medicación, las responsabilidades de los padres, del estudiante, el enfermero de la escuela, los profesores y el director. El plan debe ser revisado al menos una vez al año y puede requerir el apoyo y la consulta del médico o dermatólogo.

Las asociaciones nacionales de pacientes con alergias o eczema pueden aconsejarte y ayudarte si necesitas más detalles. Entre los principales factores a considerar se incluye el material de arte escolar como pinturas, pegamentos, arcillas y tintas. Hay que tener mucho cuidado con productos como el «slime» o «baba» de los juguetes, que es a base de agua, pegajoso y puede que contenga isotiazolinonas.

Conviene recordar que hay guantes infantiles de nitrilo que no contienen polvo.

Conducción / transporte público

Como ya se ha mencionado, protegerse con ropa puede resultar útil en cierta medida.

El cuero y otros materiales de tapicería pueden ser tratados con productos químicos potencialmente problemáticos, por lo que una exposición prolongada podría causar problemas.

Tener las manos desprotegidas en un volante de cuero nuevo podría ser arriesgado. Utiliza guantes de algodón para conducir o usa una funda lavable para el volante.

Recuerda que si llevas el coche a revisión o a realizar tareas de mantenimiento, los detergentes o abrillantadores que contienen isotiazolinonas pueden utilizarse no solo en áreas visibles u obvias, sino también potencialmente en lugares como los sistemas de aire acondicionado. Pídele al aparcacoches que se abstenga de usarlos, haz sugerencias sobre productos seguros, o como último recurso deja que tu coche se «airee» el mayor tiempo posible y luego limpia las superficies con un paño húmedo o una solución natural segura.

Casualmente, las isotiazolinonas se utilizan en la producción del diésel, lo cual hay que tener en cuenta, aunque quizás solo sea relevante para los mecánicos o el personal de las estaciones de servicio. Hay que lavarse siempre las manos después de echar combustible, o preferiblemente usar guantes y considerar el uso de una mascarilla cuando se visita una estación de servicio.

Tratamiento médico / hospitalario

Puede parecer algo perverso que el riesgo de exposición involuntaria sea alto cuando estás en la consulta médica, clínica u hospital, pero es así.

Sin embargo, las cosas han mejorado. Por ejemplo, hay guantes médicos más seguros, como se ha indicado anteriormente, pero en el entorno médico sigue habiendo muchas trampas potenciales.

Asegúrate de que en todos tus registros médicos conste que tienes alergia a las isotiazolinonas (los servicios médicos suelen utilizar bases de datos médicas compartidas), y que cada especialista o miembro del personal médico que te atienda sea informado de ello o se le recuerde verbalmente.

Hoy en día los desinfectantes de manos registrados como cosméticos son seguros en España, pero algunos desinfectantes están registrados como productos biocidas y pueden contener isotiazolinonas. Fuera de la UE la situación es más arriesgada. Evita el uso de desinfectantes a menos que conozcas con seguridad la marca, y si es necesario procura lavarte las manos con tu propio jabón líquido.

Tienes que revisar cualquier cosa que pueda entrar en contacto directo contigo. Conviértelo en un hábito incluso cuando solo sea alcohol puro. Así que, si te ponen una inyección, pídele al enfermero que compruebe con que se esterilizó la aguja y que verifique que el algodón es seguro.

Se ha descubierto que los apósitos de las heridas contienen conservantes de isotiazolinona, así que pídele que los compruebe. Lo mismo ocurre con cualquier tipo de adhesivo o yeso.

Lo mismo sucede con cualquier guante que el médico esté usando para examinarte.

Si tienes que tumbarte en una camilla, puede que prefieras traer tu propia toalla o sábana, que sabes que se ha lavado de forma segura, especialmente si tienes que desvestirte.

El gel para ultrasonido no está clasificado como cosmético y es un problema importante, aunque existen algunos geles libres de MI. En España, el gel Ideo es seguro, y en México, la marca Bordson también lo es. En los Estados Unidos, la marca Clear Image y algunos productos de la marca Aquasonic (por ejemplo, Aquasonic 100) son seguros, pero es posible que tengas que comprobar si hay otros alérgenos. Los geles lubricantes, como los que se usan en las citologías o en los frotis cervicales, también deben ser revisados.

La medicación oral suele ser segura, pero recuerda que el antibiótico metronidazol tiene una reacción cruzada potencial demostrada con los conservantes de isotiazolinona. Hay que actuar con prudencia y negarse a que te lo receten si se diera el caso.

También es necesario que consultes a tu dentista o a su auxiliar de odontología sobre los enjuagues bucales, el desinfectante oral y los materiales utilizados para esterilizar el instrumental.

Lo mismo ocurre con las gotas para los ojos de un optometrista.

Bares / restaurantes

Existe la posibilidad de que en estos lugares se utilicen toallitas para limpiar superficies o detergentes para lavar platos que pueden no ser seguros, lo que implica una posible exposición a cantidades ínfimas a través de la cristalería, la vajilla, los utensilios y los manteles de mesa, por ejemplo.

Esto es muy complicado. Se puede minimizar el riesgo bebiendo cerveza de una botella en lugar de un vaso, por ejemplo, y llevando tus propios artículos esenciales, como cubiertos y servilletas de papel, usando tu propia taza de café reciclable, o bien preguntando de antemano qué marcas de detergentes utiliza el establecimiento.

Dicho esto, algunas personas no reaccionan a estas pequeñas cantidades.

Vacaciones / hoteles

Ten en cuenta que los hoteleros y los agentes de viajes están cada vez más acostumbrados a recibir y atender solicitudes relacionadas con alergias, así que no te avergüences de exponer tus necesidades por adelantado y planifica con toda la antelación que puedas.

Muchos establecimientos se anuncian como «conscientes en materia de alergias». Llama con anticipación y pide que retiren las toallas y que te quiten el ambientador de la habitación, por ejemplo.

Es posible que tengas que traer tus propias sábanas, fundas de almohada y toallas. Una opción alternativa es colocar la bolsa del saco de dormir o el saco de dormir en la cama. Trae productos con diseños distintivos para que no se confundan accidentalmente con los del hotel y sean retirados por el personal.

En tu habitación, evita andar descalzo por los suelos que puedan haber sido limpiados con un detergente o un limpiador de moqueta que contenga MI.

Considera la posibilidad de usar una crema protectora antes de usar cualquier piscina. Usa chanclas para proteger los pies, y lleva siempre gafas protectoras. Aunque es poco probable que los productos químicos esterilizadores del agua contengan isotiazolinonas, existe la posibilidad de que la crema solar que usan otros nadadores se filtre en el agua lo suficiente como para desencadenar una reacción, especialmente cuando hay mucha actividad. Hay que tener en cuenta que la crema solar en la UE ahora debería ser segura; dicho esto, los visitantes o turistas extranjeros pueden estar usando productos o marcas no pertenecientes a la UE.

Puede que quieras limpiar con tus propios productos o con un limpiador multiusos: trae guantes si tienes intención de hacerlo.

Un purificador de aire podría ayudarte. Los sistemas de aire acondicionado de los hoteles se limpian a menudo con detergentes que contienen MI, por lo que el gas residual puede circular por el aire. Si no puedes usar un purificador, pregunta si se puede apagar el aire acondicionado y usa un simple ventilador eléctrico.

Tratamiento de la piel, la belleza y el cabello

No hace falta decir que antes de cualquier forma de tratamiento de belleza o capilar en cualquier establecimiento, debes consultar con tu esteticista, terapeuta o peluquero si los cosméticos que planea usar contigo son seguros.

Esto deberá hacerse antes de la cita, y cuando llegue el día debes comprobar rigurosamente todos los productos.

Las isotiazolinonas se encuentran en una proporción significativa de los productos profesionales para el cuidado de las uñas y el cabello, incluyendo champús, acondicionadores, productos de estilismo y productos de manicura.

Lo mismo ocurre con el micro dibujado de las cejas, o incluso con cualquier tatuaje. En un estudio suizo se comprobó que casi una cuarta parte de las tintas para tatuajes contienen benzoisotiazolinona y una de cada 14 contiene formaldehído. Los tintes pueden contener otros alérgenos de contacto: la tinta azul tiende a contener cobalto, por ejemplo. Si no se puede estar seguro de que los tintes están libres de alérgenos de contacto, entonces no permitas que te tatúen.

Ropa

Una vez más, hay una escasez de investigación, pero varias personas con alergia a la MI manifiestan picazón y otras reacciones cuando se prueban o se ponen ropa nueva.

Hay que lavar la ropa nueva y tener cuidado con los zapatos de cuero, cinturones y otros artículos, incluyendo las correas de los relojes.

Cuando te pruebes ropa en una tienda, puede ser útil usar ropa de algodón contra el eczema ajustada por debajo.

También hay que tener cuidado con los pies descalzos en los zapatos nuevos, no solo por los materiales en sí, sino por los pegamentos utilizados, por ejemplo, para fijar las plantillas. Los síntomas pueden ser desagradables si los pies se ponen sudorosos, creando una atmósfera húmeda que favorece las reacciones.

Si se utiliza un servicio de tintorería, pregunta sobre los productos que el personal planea utilizar en tu ropa. La limpieza a vapor puede ser la mejor opción.

También ha habido informes de reacciones con las monturas nuevas de gafas.

Mobiliario del hogar

Ha habido casos de reacciones a materiales y productos recién adquiridos para el hogar, como colchones, ropa de cama, tapicería, muebles, cortinas, alfombras y más.

El hecho de que no haya forma de eliminar las isotiazolinonas de los materiales no lavables puede obstaculizar tus esfuerzos por mantenerte seguro, por lo que los métodos de «barrera» pueden ser la única medida que puedes tomar. Es probable que con el tiempo los rastros de isotiazolinonas se desvanezcan, pero puede que esto no sirva de consuelo si se produce una reacción poco después de adquirir los nuevos artículos.

Cubre los asientos de cuero nuevos o aquellos con poco uso con mantas que sean seguras.

Ten cautela con las telas o materiales etiquetados como «antimicrobianos o antiácaros».

Evita caminar descalzo sobre alfombras o moquetas nuevas.

Los muebles que los fabricantes mantienen almacenados durante mucho tiempo pueden requerir un tratamiento antimicrobiano para proteger las superficies. Se sabe que IKEA, por ejemplo, utiliza compuestos que contienen isotiazolinonas para tratar y preservar sus productos. Los muebles de auto ensamblaje, almacenados en cajas y envoltorios de plástico, pueden ser más problemáticos, ya que de esta forma se obstaculiza la liberación de gases. Considera la posibilidad de limpiarlos y dejarlos airear antes de ensamblarlos o utilizarlos.

En resumen...

Es imposible hacer una lista de todas las situaciones potenciales en las que podrías exponerte, y este capítulo solo te ha mostrado unas cuantas. Existe también exposición potencial en el gimnasio, con todas esas máquinas compartidas (las toallitas húmedas pueden ser una buena idea aquí) y los cosméticos en las duchas, y sin duda se te ocurrirán muchas otras situaciones.

Aunque habrás apreciado que se requiere vigilancia, la hipervigilancia puede ser estresante y contraproducente. Las sensibilidades varían, y los que se ven afectados de manera más leve no se verán afectados por algunas de las posibles exposiciones descritas en este capítulo.

A pesar de las dificultades y precauciones que haya que tomar, trata de mantener un sentido de calma y perspectiva y no temas cada uno de los posibles contactos externos. Algunos errores o pequeñas exposiciones inadvertidas son inevitables, y aprenderás de ellos. Seguir los consejos que te den te protegerá de lo peor, y aprenderás rápidamente cómo proteger tu bienestar a largo plazo.

6. Salud de la piel, reacciones cutáneas

Después del diagnóstico, es posible que te abrumes ante la perspectiva de los cambios que tendrás que hacer. Es comprensible. En el capítulo 8 veremos los problemas emocionales, pero en este veremos los problemas físicos de salud: cómo sentirse bien y continuar estando así.

Es posible que tengas problemas de piel desde hace mucho tiempo, ya sean leves o graves, debido a la exposición continua a las isotiazolinonas y tal vez a otros alérgenos. En cualquier caso, tu médico será el más indicado para aconsejarte. Obviamente, la clave está en evitar los factores desencadenantes, y espero que los consejos de los capítulos anteriores te sean de utilidad.

En un mundo ideal, tan pronto como se te haya diagnosticado y hayas emprendido las tácticas de prevención, todo se resolverá.

Pero por desgracia, no vivimos en un mundo ideal...

Medicamentos

Es posible que necesites y se te recete medicación, tanto para tratar problemas de larga duración que precedieron a tu diagnóstico, como para los ocasionales que pueden manifestarse debido a una exposición accidental.

Antihistamínicos

Estos contrarrestan la histamina inflamatoria que se puede liberar en el cuerpo debido a la exposición a uno o varios alérgenos.

Dicho esto, la alergia a la MI es una reacción de tipo IV, en la que no interviene la liberación de histamina en el cuerpo.

Algunas personas con alergia a la MI también utilizan una dosis diaria baja de antihistamínico como prevención, o para ayudarles a dormir si su piel presenta un grado de malestar, pero no se sabe con certeza si esto es realmente eficaz, y siempre se debe consultar a un especialista antes de comenzar un tratamiento.

Por ejemplo, Zyrtec (cetirizina) o Benadryl (difenhidramina) para uso nocturno y Allegra (fexofenadina) y Claritin (loratadina) para uso matutino, podrían ser apropiados en algunas circunstancias, principalmente si se tienen otras alergias.

Cortisona tópica / corticoesteroides

También se puede recomendar una cortisona tópica o un corticoesteroide de aplicación en la piel, como el furoato de mometasona o el propionato de clobetasol. Es posible que estos se presenten en varias concentraciones y formas.

Inexplicablemente, algunas cremas y lociones de esteroides pueden contener MI, por lo que hay que comprobarlo antes de aceptar la receta. Las pomadas de esteroides no suelen contener MI, pero aun así compruébalo. Se deben utilizar solo según las indicaciones y nunca se deben aplicar en exceso.

Los esteroides tópicos pueden provocar adelgazamiento de la piel cuando se usan durante períodos prolongados.

Inmunomoduladores

Otras pomadas tópicas que pueden recomendarse son el Protopic (tacrolimus monohidrato) o el Elidel (pimecrolimus), que son inmunomoduladores y ayudan a disminuir la reacción inmunológica inflamatoria de la piel. De nuevo, estas deben utilizarse solo según las instrucciones y siempre con moderación.

Corticoesteroides sistémicos

Las dermatitis más graves o extendidas pueden requerir la administración de corticoesteroides sistémicos, como la prednisona por vía oral durante un período de una semana o menos.

Sin embargo, existe cierta preocupación sobre su uso, ya que puede haber un daño acumulativo por múltiples tratamientos breves, como un mayor riesgo de osteoporosis a largo plazo, por lo que no es un tratamiento que deba tomarse a la ligera.

También afectan al sistema inmunológico y pueden causar efectos secundarios neurológicos a corto plazo.

Inmunosupresores

Es bastante improbable que se prescriban estos medicamentos, pero en algunas circunstancias podría ser así. Ralentizan la producción de nuevas células inmunitarias, reduciendo así la inflamación.

Uno de esos medicamentos es el metotrexato. Se toma en dosis muy pequeñas de manera ocasional y puede tardar varias semanas en hacer efecto.

Antibióticos

Se podrían recetar en el caso de que la piel esté infectada. Como ya es habitual, si los necesitas se deben tomar hasta completar el tratamiento.

Fototerapia / terapia de luz

La terapia con psoraleno y luz ultravioleta (PUVA) es un tratamiento para la piel con problemas, aunque por lo general se usa para la psoriasis.

El psoraleno es un fármaco natural que puede tomarse por vía oral o aplicarse sobre la piel. Como es tan bueno absorbiendo los rayos UV, la exposición de la piel a pequeñas dosis de luz puede tener un efecto terapéutico, aunque no será adecuado para todas las personas con alergia a la MI y problemas cutáneos crónicos relacionados con este problema. Tiende a utilizarse cuando hay un daño de larga duración causado por problemas persistentes. También hay algunos posibles efectos secundarios: aumento de la fotosensibilidad, náuseas, picor en la piel y otros.

Algunos dermatólogos pueden recomendar que simplemente se exponga la piel afectada al sol durante unos diez minutos, ya sea al principio o al final del día (ni al mediodía ni al principio de la tarde).

Cosméticos

Por lo general, se aconseja evitar los jabones. Son alcalinos y eliminan la barrera protectora de la piel. En su lugar se pueden utilizar limpiadores con pH equilibrado para pieles sensibles que no deberían dejar la piel seca o sensible. Un producto hidratante o emoliente será de gran ayuda. En particular fuera de España y Europa, comprueba que cualquiera que uses esté libre de isotiazolinonas.

Los ungüentos tienden a ser los más aceitosos, intensos y los más eficaces para retener la humedad en la piel; las cremas son una opción intermedia; las lociones son más húmedas y menos aceitosas, y por lo general menos eficaces. Según los síntomas y la sequedad de la piel, el médico te recomendará uno o varios.

La piel inflamada tiende a ser apta para el uso de cremas o lociones; la piel seca pero no inflamada puede mejorar con productos del tipo de los ungüentos.

No masajees o frotes los emolientes bruscamente: úsalos en cantidades apropiadas tal y como se indique y aplícalos suavemente de manera regular, tal vez después de lavarte.

Algunos emolientes pueden utilizarse también como limpiadores o en baños de espuma, pero es necesario consultarlo.

Baños terapéuticos

Algunos pacientes con alergia a MI u otra dermatitis alérgica de contacto/eczema se inclinan por diferentes tipos de baños, ya sea mientras se recuperan después de un diagnóstico o para mantener la salud de la piel de forma continuada.

La clave en todos los casos es usar agua que no esté demasiado caliente. Nunca debería quemar.

73

Para un baño ordinario diario, el enfoque de «remojar y sellar» es útil, porque ayuda a hidratar la piel seca e irritada. Consiste básicamente en un baño tibio de no más de diez minutos, usando un jabón ultrasuave (frotando con cuidado), seguido de toques o palmadas secando la piel con una toalla limpia para que esta retenga algo de humedad y aplicando después una cantidad apropiada de emoliente.

También hay otros enfoques terapéuticos personalizados que pueden ser igualmente apropiados.

Baños con lejía

Parecen ser bastante populares y no son tan peligrosos como parecen, aunque es vital que hables con tu médico antes de hacerlos y te asegures de que sabes exactamente lo que estás haciendo.

No pruebes los baños de lejía sin obtener autorización médica. Si tienes la piel muy seca pueden resultar incómodos e inadecuados. Tampoco son recomendables para niños muy pequeños. Si tienes asma y la lejía agrava tu dificultad para respirar, es mejor evitarlos. La piel con heridas abiertas o que sangra no debe entrar en contacto con la lejía diluida, y nunca expongas la piel a la lejía sin diluir.

La lejía es esencialmente una solución de hipoclorito de sodio. Los baños de lejía diluida ayudan a matar bacterias que se encuentran en la piel como el Staphylococcus aureus, y esto ayuda no solo a reducir la inflamación, sino también a disminuir el riesgo de infecciones de la piel después de cualquier brote severo.

Varias organizaciones para personas con eczema ofrecen orientación en sus sitios web sobre baños de lejía, por lo que es posible que quieras seguir las recomendaciones de tu organización benéfica de tu país. La Academia Americana de Alergia, Asma e Inmunología (AAAAI por sus siglas en inglés) tiene una guía en español en www.aaaai.org/conditions-and-treatments/library/allergy-library/SP-bleach-bath-recipe-for-skin-conditions

<u>Método</u>

Obviamente la disolución es fundamental. Ten mucho cuidado con las dosis.

Primero, asegúrate de que la bañera haya sido completamente enjuagada y esté limpia y luego pon tu cantidad habitual de agua en la bañera.

Utiliza lejía doméstica normal (con un 5% de hipoclorito de sodio) y no concentrada ya que esta tiene un 8% de hipoclorito de sodio. La recomendación habitual es utilizar alrededor de media taza de lejía doméstica mezclada en una bañera normal de agua, pero quizá quieras empezar con un tercio de taza. También hay que usar bastante menos si se tiende a tomar baños con poca agua: alrededor de un cuarto de taza de lejía en media bañera de agua es más o menos lo correcto. No añadas nada más en la bañera.

Para los niños más pequeños y siempre que tu médico o dermatólogo haya aprobado el tratamiento, utiliza alrededor de una cucharadita de lejía doméstica por 4.5 litros de agua, según lo sugerido por la Academia Americana de Dermatología.

Aunque las lejías no contienen isotiazolinonas, compruébalo siempre. Muchos productos de blanqueamiento para el hogar contienen jabón y perfume y pueden causar irritación. Trata de encontrar un producto que no los lleve. A veces las lejías de bajo precio o calidad pueden ser apropiadas, pero comprueba cuidadosamente los ingredientes y las concentraciones y considera la posibilidad de pedir recomendaciones a tu médico, especialmente si no estás seguro de los ingredientes (que no siempre se revelan por completo) y las cantidades.

Calcula el tiempo de remojo e intenta no adormecerte. Sumérgete durante al menos cinco minutos, y un máximo de diez, manteniendo la cabeza y especialmente los ojos bien alejados del agua. No te laves ni uses ningún tipo de detergente, jabón, champú o aceite. Recuerda que esto es simplemente un baño de inmersión. A continuación, enjuágate bien con agua tibia. Seca la piel con suaves palmaditas y luego hidrátala.

Repítelo semanalmente, o como máximo dos veces por semana dependiendo de lo aconsejado por tu médico, o del estado de tu piel teniendo en cuenta cualquier mejora.

Si experimentas alguna molestia o reacción, deja de tomar este tipo de baños y habla con tu médico o dermatólogo de inmediato.

Un recordatorio: ten mucho cuidado con los baños de lejía. Si tienes nervios o dudas sobre ellos, evítalos y prueba tal vez una de las otras opciones que se enumeran en esta sección.

Baños de vinagre

Este es otro tratamiento antibacteriano. Prueba con una taza de vinagre en un baño con poca agua o varias tazas para un baño más completo, siguiendo el mismo enfoque que para un baño de lejía. Evita los vinagres de sabores. El vinagre de sidra de manzana tiene una buena reputación. Enjuaga, seca con palmaditas, hidrata.

Baños de avena

La avena coloidal es la mejor. Se trata de avena finamente molida que presenta y libera una mayor cantidad de los ingredientes activos de la avena, lo que ayuda a que se dispersen mejor en el agua del baño.

La avena tiene un largo historial de uso terapéutico en el cuidado de la piel, lo que atestigua su inclusión en muchos emolientes y parece haber varias razones para esto: contiene compuestos antiinflamatorios de avenantramida, betaglucanos hidratantes y que retienen agua, y químicos de saponina natural para la limpieza.

Puedes hacer tu propia avena coloidal usando una licuadora para moler avena 100% pura, que resultará en un polvo fino que se disolverá completamente en el agua, produciendo una «leche». Usa una taza para un baño completo; mucha menos para los niños más pequeños en baños con poca agua. Debido al pequeño riesgo de sensibilización a la avena, no se debe bañar a los niños en avena antes de que hayan sido introducidos a ella de forma segura en la dieta y no consten problemas de intolerancia.

Se pueden hacer baños más largos con avena, aunque con un cuarto de hora es suficiente. Puedes enjuagarte un poco con agua si sientes que tu piel se vuelve pegajosa, y ten cuidado con la bañera, que puede estar resbaladiza. Luego hidrata la piel como de costumbre.

Baños de agua salada

Esto puede ayudar con la inflamación o el escozor. La sal común de mesa o la sal gorda son válidas. Las sales de Epsom sin fragancia también son buenas. Usa aproximadamente una taza disuelta en media bañera de agua.

Control de los brotes

A pesar de tus mejores intenciones y de tomar precauciones, puede haber ocasiones en las que la piel que se había curado se irrite de nuevo, o puedes pasar por un mal momento cuando las reacciones parecen ser más regulares y tu piel no se calma.

La reaparición de los síntomas puede sugerir una reciente exposición accidental a las isotiazolinonas, pero también puede deberse a otros factores, como otras alergias o incluso cambios en el entorno.

Es posible que las reacciones no se manifiesten en el punto de contacto con el alérgeno, sino en el lugar original donde se sensibilizó y experimentó por primera vez la reacción antes del diagnóstico. Para muchas personas con alergia a la MI, esos sitios suelen ser las manos o los ojos. ¿Fuiste sensibilizado originalmente a través del rímel y luego tuviste contacto con jabón con MI? Es posible que hayas sentido que te picaban los párpados, aunque solo hayas tocado el jabón con las manos.

Trata de averiguar la causa si crees que esta fue algo con lo que estuviste en contacto:

- ¿Es posible que alguien cercano a ti haya cambiado de colonia?
- ¿Estás seguro de que ninguno de los productos que usas tiene formulaciones nuevas o actualizadas?
- ¿Has visitado algún lugar nuevo?
- ¿Has redecorado tus oficinas o tus jefes han cambiado sus proveedores de jabón?

¡Tus habilidades detectivescas tendrán que mejorar al desarrollar alergia a las isotiazolinonas!

Si no puedes identificar una causa o un origen, puede que resulte útil comentar el problema con tu dermatólogo o inmunólogo. Podría ser una nueva alergia.

Algunas de las recomendaciones y tratamientos explicados anteriormente deberían ayudarte. La pomada curativa Aquaphor es un producto al que muchos en la comunidad de alérgicos a la MI parecen recurrir para la piel enrojecida.

Si prefieres utilizar cosas más «naturales», el aceite de coco orgánico puro puede ser una buena opción.

O bien prueba una mezcla acuosa de sal e hipoclorito en espray, que favorece la curación y ayuda a calmar la piel agrietada e irritada. El antimicrobiano SkinSmart (www.skinsmartantimicrobial.com) es uno de esos productos y está avalado por la Asociación Nacional de Eczema de los EE. UU., pero hay otros, incluyendo los de NatraSan, Curativa Bay y Briotech, que quizá puedas encontrar en tu país.

Considera cada descuido como una experiencia de aprendizaje, y perdónate a ti mismo. Los errores ocurren y mejorarás mucho en la prevención y el mantenimiento de la salud de la piel.

La dieta y la piel

Este no es un libro sobre dieta, nutrición, o «bienestar».

Sin embargo, es importante tocar estos temas, porque se ha escrito y hablado tanto sobre ellos que se ciernen sobre todos aquellos que tienen que prestar más atención a su salud que otros.

Hay investigaciones sobre la dieta y el eczema, pero todavía no son definitivas. Aquellos con formas de eczema son más propensos a ser sensibles a alérgenos como la leche, el gluten, los huevos, etc. que los que no sufren de eczema, pero es poco probable que lo sean desde un punto de vista puramente estadístico, y generalmente se considera poco prudente eliminar estos alimentos básicos de la dieta sin un diagnóstico médico firme, o al menos sin la orientación de un dietista nutricionista, y aún más en el caso de las dietas de los niños.

Hay una ligera evidencia que sugiere que la llamada dieta antiinflamatoria, que incluye pescado graso, nueces, aceite de oliva, verduras de gran colorido, fruta y especias puede ser útil, mientras se mantenga bajo el consumo de grasa saturada, azúcar y alimentos altamente procesados.

Los alimentos ricos en probióticos, como el yogur, el chucrut, el kéfir, el miso y otros productos «vivos» o fermentados, se consideran cada vez más saludables para el intestino, lo que puede tener un efecto de rebote sobre la piel y otras partes del cuerpo.

Si sigues una dieta restringida, ya sea por el veganismo o enfermedad celíaca (hipersensibilidad al gluten) o cualquier otra, entonces la opinión y la orientación de un dietista es esencial.

Las dietas éticas o médicas son una cosa pero, por favor, evita las modas pasajeras, como cualquier forma de dieta paleo, que no tiene estudios que la respalden ni tampoco ningún argumento lógico: los humanos evolucionaron para comer una dieta omnívora amplia, así que aspira a eso tanto como puedas dentro de tus propios límites éticos, de alergia o religiosos.

En realidad, el mejor enfoque es no preocuparse demasiado por la comida.

En otras palabras: cocina, disfruta de lo que comes, hazlo en compañía de personas que te importan, solo acepta consejos dietéticos de aquellos verdaderamente cualificados para dártelos, no de aquellos que enseñan el abdomen en las plataformas de las redes sociales, y nunca des por sentado que puedes sustituir una dieta completa por suplementos.

7. Otras alergias

Por desgracia las alergias a las isotiazolinonas no se producen necesariamente de forma aislada, y a menudo vienen acompañadas de otras alergias que quizás te hayan diagnosticado a ti o a tus hijos mediante la realización de pruebas de parche, o quizás surjan en una fecha posterior.

Alergias a los perfumes

Las alergias a las isotiazolinonas y a las fragancias están significativamente relacionadas entre sí, lo que significa que, si se reacciona a una o más substancias de una categoría, estadísticamente es muy probable que también se tenga alergia a una o más sustancias de la otra categoría.

En el capítulo 3 se analizó la posibilidad de reacción a un ingrediente de fragancia conservado con una isotiazolinona y posteriormente utilizado en la fabricación de otro cosmético.

Los alérgicos a la MI que reaccionan a los cosméticos a menudo sospechan de trazas «ocultas» de isotiazolinonas en los ingredientes de la fragancia, pero estadísticamente es más probable que sea una alergia distinta a uno o más compuestos de la fragancia, y esto se puede diagnosticar a través de la prueba del parche.

Quizá sientas que reaccionas a las fragancias de manera instintiva y optes por usar productos «sin perfume» aun sin tener un diagnóstico formal y para controlar así las reacciones de la piel. Si así te va bien y esto funciona para ti entonces genial.

Dicho esto, parece que en la sociedad hay un movimiento creciente contra las fragancias, dado su impacto alérgico y en la salud, incluyendo sus efectos potencialmente graves en personas que padecen de asma. Esta creciente aversión a las fragancias está aumentando tanto que muchos han optado por una vida sin perfumes.

De cualquier manera, hay que tener cuidado con el uso de cualquier producto perfumado en una piel agrietada, ya que esto puede hacerte más susceptible de desarrollar nuevas alergias.

Dicho esto, hay un mito persistente de que si tienes alergias a los perfumes, tienes que evitar todas y cada una de las fragancias. En realidad, esto no es necesario. Y esta es otra razón por la que la prueba del parche es tan útil: puede identificar no solo las alergias a la MI / MCI, sino también ayudar a detectar otras, aunque cuando se trata de fragancias siempre hay limitaciones.

Los alérgenos en los perfumes

Los límites son inevitables porque hay miles de componentes o moléculas de perfumería en los cosméticos y productos domésticos, y es imposible probar cada uno de ellos individualmente a través de la prueba de parche con el fin de determinar con precisión cuáles son los elementos a los que reaccionas.

Muchos de ellos son capaces de desencadenar reacciones, al menos en teoría, y todos ellos se presentan en diversas combinaciones en multitud de extractos naturales, aceites, mezclas y perfumes sintéticos.

Y no te engañes al asumir que las fragancias naturales son menos propensas a desencadenar alergias que las fragancias

84

sintéticas. Este es otro mito. En todo caso, es al revés. Nunca consideres «seguros» los aceites esenciales o compuestos de fragancias «naturales» o «curativos». Las opciones artificiales pueden ser mejores cuando se trata de una alergia.

Así pues, algunos componentes de la fragancia son más propensos que otros a desencadenar alergias. Debido a esta variación en el potencial alergénico, es probable que solo los compuestos de fragancia más arriesgados se prueben rutinariamente en paneles de prueba de parches, y algunos se mezclarán en mezclas estándar. Se denominan Fragrance Mix I y Fragrance Mix II. A veces, otros compuestos de fragancia pueden ser analizados individualmente de forma adicional.

Si has dado positivo en la prueba de la mezcla I o II, significa que eres alérgico al menos a un compuesto de fragancia, pero posiblemente a más de uno, y si el compuesto es natural, entonces también serás alérgico a los aceites en los que se encuentra. Cuanta más reacción muestres, más complejo será el tratarte, a menos que, por supuesto, optes por un régimen de vida estrictamente libre de fragancias.

Nombres y etiquetas

En España y en toda la UE, hay 26 alérgenos de fragancia que deben ser nombrados explícitamente en las listas de ingredientes cuando están presentes en los cosméticos y superen ciertos niveles. Normalmente se encuentran al final del listado, después de los conservantes. Entre ellos están el geraniol, eugenol, cinamal, limoneno, linalool, alcohol bencílico, farnesol y cumarina, y algunos de ellos están incluidos en las mezclas I y II.

El dermatólogo debería proporcionarte estos nombres y los de los aceites esenciales o fragancias populares en los que se encuentran. Si no es así, pregúntale.

En otros lugares, incluyendo América del Norte y América Latina, las fragancias pueden «esconderse» más fácilmente dentro de los productos. Algunas marcas, al tratar de proteger sus secretos comerciales, no te dirán qué componentes constituyen sus fragancias, y pueden describirlas simplemente como «perfumes» en la etiqueta.

Si llamas a sus líneas de atención al cliente, puede que accedan a dar respuestas de «sí» o «no» con relación a ciertos aceites o fragancias específicas. Algunos agentes serán más amables que otros.

Si se añaden aceites esenciales, estos deben ser debidamente declarados.

Sin perfume / Con un bajo contenido en perfume

Algunos aceites son menos propensos a provocar alergias debido a que están libres o contienen niveles extremadamente bajos de cualquiera de los 26 alérgenos de fragancia europeos. Entre ellos se encuentran la mirra, el vetiver, el sándalo, el cedro y el pachulí. Puede que te funcione un método prudente de prueba y error, o podrías buscar una fragancia mezclada específicamente que sea baja en alérgenos, aunque nunca hay garantías.

Alternativamente, podrías usar ingredientes que no sean fragancias y que por casualidad te gusten, como por ejemplo el coco.

Es importante tener en cuenta que tanto «sin olor / sin fragancia» como «sin perfume» no indican necesariamente productos libres de compuestos de fragancia. Estos términos pueden indicar simplemente que el fabricante afirma que los productos tienen poco aroma. Se puede haber utilizado una fragancia enmascarante para ocultar los posibles aromas desagradables o indeseables de otros ingredientes. Otra posibilidad es que se haya incluido una fragancia química en la formulación con un propósito no fragante tal como la conservación.

Dicho esto, los productos «sin fragancia» en la UE deberían ahora estar libres de los 26 alérgenos de fragancias, aunque esta «regla» no siempre se sigue.

Muchas empresas de cosméticos incluyen al menos unos cuantos productos sin fragancia dentro de su gama, pero las marcas que son totalmente libres de fragancia son pocas.

Algunas marcas de cosméticos que ofrecen productos sin fragancia son: Vanicream, Free & Clear, QV Skincare y Green People (la gama Scent Free).

Entre las marcas de limpieza del hogar que ofrecen productos sin fragancia se encuentran: Ecover (solo la línea Zero) y Attitude.

Alergia al formaldehído

El formaldehído y los componentes que lo liberan son conservantes muy utilizados en los cosméticos, los detergentes, las pinturas y en diversas industrias, especialmente en la industria de la moda (las prendas nuevas pueden ser fuentes de exposición) y en la industria del textil.

El nombre formaldehído causa preocupación entre algunas personas, pero en general esto es innecesario. Es un gas natural que se produce en nuestro cuerpo y es esencial para algunos procesos bioquímicos dentro del mismo.

También está presente de forma natural en algunos alimentos. Las peras, por ejemplo, son ricas en formaldehído. Según la base de datos de información «CosmeticsInfo.org» (www.cosmeticsinfo.org), la cantidad liberada en un lavado por un champú con conservantes de formaldehído es equivalente a la que se encuentra en una pera.

Así pues, es probable que el formaldehído solo sea una preocupación si se es sensible a él. Al igual que con las fragancias, las alergias al formaldehído y las alergias a las isotiazolinonas están relacionadas entre sí. Esto agrava la dificultad para quienes son alérgicos a ambos, especialmente si te preocupan otra clase de conservantes como los parabenos, lo que hace que tus opciones sean aún más limitadas.

Por otra parte, los nombres de los conservantes que liberan formaldehído no incluyen la palabra «formaldehído» así que las personas alérgicas a ellos deben memorizarlos.

El metilenglicol / metanodiol es formaldehído hidratado.

Aquí hay una lista de los principales agentes liberadores o emisores de formaldehído:

- Quaternium-15
- 2-Bromo-2-Nitropropano-1,3 Diol (Bronopol)
- Diazolidinil urea
- Imidazolidinil urea
- Hidantoína DMDM
- Hidroximetilglicinato de sodio

- Metenamina
- Benzilhemiformal
- 5-Bromo-5-Nitro-1,3-Dioxano

Entre las marcas de cosméticos libres de isotiazolinonas y formaldehído están: Vanicream, Free & Clear, Lush, Nature's Gate, Derma E, Green People, The Body Shop y Neal's Yard Remedies.

Las marcas más conocidas libres de isotiazolinona y formaldehído son: Earthview, Eco-Me, Molly's Suds, Aspen Clean y Bio-D.

Alergia al PPD

Uno de los alérgenos más peligrosos de los cosméticos es la parafenilendiamina, o PPD, que se encuentra en las mezclas de tintes permanentes para el cabello.

En estos tintes hay algunos productos químicos similares utilizados a veces en lugar de PPD, llamados para-toluenediamina / tolueno-2,5-diamina (sulfato) (PTD / TD / TDS).

Hay que tener en cuenta que los productos que contienen estas alternativas pueden estar etiquetados como libres de PPD, y que alrededor de la mitad de las personas con alergia al PPD también pueden reaccionar a estas sustancias alternativas.

Hay una nueva sustancia química similar llamada ME+ (o ME-PPD) que es un poco más segura.

Sin embargo, debes tener mucho cuidado con la alergia a la PPD y seguir los consejos de tu dermatólogo. Generalmente se considera más seguro evitar todos los tintes permanentes para el cabello.

Los tintes semipermanentes y temporales (generalmente a base de henna) pueden ser tus únicas opciones, aunque hay algunos enfoques más innovadores, por ejemplo, Hairprint.

Sea cual sea la opción que elijas, es esencial realizar una prueba de parche siguiendo las instrucciones de los fabricantes.

Las isotiazolinonas no se utilizan normalmente en las mezclas de tintes para el cabello en sí, pero a veces se incluyen en los activadores proporcionados en los kits de tintes para el cabello, y también en los sobres de champú y/o acondicionador que pueden venir con el paquete.

Este es un tema muy amplio. Hay un artículo detallado en el sitio web de MI Free que te ofrece más información. Aunque está en inglés, te puede ayudar con respecto a las posibles marcas libres de PPD y libres de MI, pero revisa siempre los productos. Véase www.mi-free.com/ppd-allergy-and-mi-allergy

Alergia al níquel/cobalto

Estas alergias tan comunes, que afectan sobre todo a las mujeres y que a menudo aparecen juntas, se deben en gran medida a la exposición prolongada a metales y objetos metálicos a través de cierres, monedas, joyas (especialmente pendientes), correas / hebillas de reloj, utensilios, papelería, alfileres / agujas, y en el caso del cobalto, a tinte, tintas, colores, cerámica / alfarería, pinturas y también herramientas. Tienden a estar localizadas en el punto de contacto con la piel. Se puede obtener cierta medida de protección cubriendo esos puntos, ya sea con tiritas en la piel, o usando laca de uñas transparente (aplicada periódicamente) en la propia superficie metálica. Sin embargo, evitarlos es la solución más segura. Evita la ropa o la joyería barata, y elige maquinillas de afeitar cubiertas de titanio, por ejemplo.

En la UE existen normas que restringen el grado de filtración de níquel de los productos de consumo que lo contienen, y se retiran los productos que liberan demasiado níquel.

No existe ninguna reglamentación de ese tipo en otros países, aunque esto puede que cambie en un futuro.

En los cosméticos, los compuestos de cobalto se utilizan en algunos antitranspirantes y en algunos tintes de pelo (normalmente de color marrón claro), así que comprueba los ingredientes en busca de «cloruro de cobalto». Los tintes de color natural (por ejemplo, la henna) deberían ser seguros, al igual que muchos otros.

Algunos alimentos tienen un alto contenido en níquel, pero los productos de origen alimenticio solo parecen ser problemáticos en aquellos con sensibilidades particularmente fuertes. Los alimentos con alto contenido de níquel incluyen legumbres / leguminosas (especialmente la soja), té negro, café, chocolate, algunos frutos secos / semillas, cereales integrales y alimentos enlatados.

A menudo se aconseja dejar correr el agua del grifo antes de beberla.

La vitamina B12 contiene cobalto, por lo que podrías reaccionar a una inyección de vitamina B12.

Hipersensibilidad alimentaria

Estas incluyen la alergia alimentaria (que involucra al sistema inmunológico), la enfermedad celíaca (esta no es una alergia alimentaria exactamente, sino una respuesta autoinmune al gluten) y las intolerancias alimentarias (que no implican al sistema inmunológico pero generalmente causan trastornos digestivos).

Estas se gestionan de varias maneras, desde la exclusión estricta en el caso de las dos primeras, o la reducción drástica y moderación de la ingesta en el tercer caso.

Si te cuesta controlar tus alergias, descubres que reaccionas periódicamente, o te preocupa tu ingesta nutricional entonces consulta a tu médico y trata de ver a un dietista especializado en dietas restrictivas.

Alergias medioambientales

Las alergias al moho, al polen (fiebre del heno), a los ácaros del polvo y a la caspa de mascotas/animales pueden causarte serios problemas.

Utiliza todas las estrategias a tu disposición para ayudarte: filtros de aire / purificadores, mascarillas faciales, antihistamínicos, etc. muchas de las cuales han sido mencionadas anteriormente en este libro. Manteniéndote al tanto sobre ellas evitarás que tu sistema inmunitario se vea perjudicado.

8. Salud emocional

Los efectos psicológicos del eczema y las alergias de la piel no se suelen comentar, y sin embargo el impacto en las personas con dermatitis y en sus seres queridos puede ser enorme.

Cuando dedicas gran parte de tu vida a las realidades prácticas de tu enfermedad —controlar las etiquetas de los cosméticos, tratar de mantenerte alejado de las exposiciones en lugares desconocidos, aplicar medicación tópica— es fácil, pero en última instancia imprudente, descuidar tu salud emocional o la de tus hijos.

Afrontar el diagnóstico

¿Por qué yo? ¿Acaso hice algo que estaba mal?

Estos son a menudo tus primeros pensamientos al confirmar lo que tal vez has sospechado por un tiempo. Puedes estar seguro de que de ninguna manera eres culpable de tu alergia. Tú, o tu hijo, simplemente habéis tenido mala suerte.

Puede que te sientas molesto por este «fracaso» de tu cuerpo, e incapaz de asumir las implicaciones de lo que has aprendido sobre la alergia a la MI.

Puede que sientas cierto alivio al obtener respuestas, pero en quienes han estado buscando un diagnóstico durante muchos meses, ese alivio puede ser efímero: el estrés de no saber qué es lo que estaba mal puede ser reemplazado por la ansiedad de cómo tratar la enfermedad en el futuro.

Puede llegar a ser abrumador.

Adoptar un enfoque positivo y práctico del diagnóstico puede serte útil, y al comprar este libro, está claro que tienes la actitud correcta al tratar de armarte con todo el conocimiento que puedas necesitar, pero algunas personas, sin culpa alguna, encuentran que el camino emocional que tienen por delante es muy duro.

La autocompasión puede ser un problema inicial, pero un breve período de tiempo sintiendo lástima por ti mismo puede ser hasta positivo. Si te abruma el diagnóstico y sus implicaciones, «desconectar» durante unos días podría ser justo lo que necesitas, y esto es perfectamente normal.

La ira y la frustración también son normales. Puede que sientas resentimiento por la situación en la que te encuentras, y puede que descargues tu frustración en tus seres queridos. Estos sentimientos suelen desaparecer rápidamente.

Problemas emocionales continuos

Algunos se toman las alergias de la piel con calma. Otros experimentan problemas o dificultades psicológicas ocasionales o crónicas, y es importante ser consciente de todas estas posibilidades.

Vergüenza y estigma

Por desgracia muchos se sienten avergonzados, incluso estigmatizados por su condición. Algunos afirman que se sienten como 'monstruos' entre sus conocidos cuando surgen los brotes, ya que pueden considerar que su condición es antiestética y es probable que atraigan miradas inoportunas.

Vivimos en una época en la que muchos se ven afectados por una baja autoestima, causada en parte por la influencia de

Instagram y la perfección absoluta. Esto afecta a los jóvenes en un grado mucho mayor.

Las alergias de todo tipo no siempre son bien entendidas o tomadas en serio por la gente en general, y esto agrava el problema. La gente puede ser escéptica, poco comprensiva, y puede hacerte sentir «diferente».

Las personas afectadas pueden reaccionar ante esto evitando las situaciones sociales y aislándose, lo cual es motivo de preocupación. Los niños pueden mostrarse retraídos.

Depresión

Los síntomas de la depresión, algunos de los cuales son aplicables a los niños, incluyen:

- indiferencia, incluso ante las actividades placenteras
- letargo y cansancio
- patrones desordenados de sueño y descanso
- reducción del apetito o, por el contrario, comer para consolarse
- baja concentración y motivación
- sentimientos de insuficiencia, inutilidad, desesperanza
- pérdida de confianza en uno mismo
- irritabilidad e inquietud
- retraimiento
- falta de interacción con los seres queridos

La ansiedad y el estrés

Estos problemas son frecuentes y a menudo se tornan graves.

Es importante señalar que algo de ansiedad es importante. Desde una perspectiva evolutiva, el estrés es un rasgo de supervivencia para mantenerte alerta y preparado para responder ante un posible peligro. Por ejemplo, es vital que mantengas un nivel mínimo y constante de vigilancia para evitar la exposición a tus alérgenos. No consideres el estrés como algo malo.

Dicho esto, el estrés crónico puede ser debilitante y es un signo de un problema que necesita solución. Los padres de niños alérgicos pueden estar tan ansiosos como los propios niños. El estrés también agrava los síntomas del asma y del eczema.

Los síntomas de la ansiedad incluyen:

- sequedad de boca
- sudores fríos o sofocos
- cambios en los hábitos alimenticios
- incapacidad para trabajar o concentrarse
- alteraciones del sueño
- pensamientos negativos claramente falsos

Puede ser un círculo vicioso: la ansiedad por la dermatitis o las alergias pueden empeorar los síntomas de la enfermedad, y el empeoramiento de los síntomas puede agravar la ansiedad.

Autoayuda

Entonces, ¿qué se puede hacer?

Aunque hay muchos individuos, especialistas y grupos que pueden ayudar, tú eres sin duda la persona más importante involucrada en tu propio cuidado emocional o en el de tus hijos.

Ejercicio

Esto no significa necesariamente ir al gimnasio o participar en deportes de los que no disfrutas.

Corre si quieres, pero camina si no te gusta correr. La clave es el movimiento a través de lo que te hace feliz. La jardinería, el tenis, el baile, incluso el teatro para aficionados, o jugar con tu perro, lo que sea que te anime.

Hay demasiados beneficios del ejercicio como para detallarlos, sobre todo para tu corazón y tu bienestar emocional, todos los cuales tienen repercusiones en otros aspectos de tu salud.

Si haces ejercicio extenuante y sudas mucho, ten en cuenta que esto puede perjudicar a las pieles más sensibles, al igual que los productos químicos de las piscinas. Se recomienda siempre una limpieza suave pero profunda, seguida de una hidratación adecuada.

Relajación y respiración

Muchos afirman que no pueden relajarse, pero para desconectar hay que estar dispuesto a hacerlo.

Mimarse (un baño caliente, algunas velas) pueden ayudar, así como un masaje de tu pareja. La meditación, la oración y los cánticos son profundamente relajantes, al igual que las formas de yoga y las artes marciales curativas como el Tai Chi. Encuentra lo que funciona para ti, y recuerda que la relajación requiere práctica.

Para un alivio casi instantáneo del estrés si sientes inquietud, prueba una técnica de «expansión» de tu visión periférica:

- Encuentra un lugar cómodo para sentarte, en relativa calma, donde no te molesten.
- Encuentra un punto opuesto a ti, justo por encima del nivel de la vista.
- Manteniendo los ojos fijos en ese punto, comienza a ampliar lentamente tu campo de visión para observar mejor lo que hay a cada lado del punto.
- Continúa lentamente hasta que finalmente prestes atención a lo que es visible en las esquinas de tus ojos.
- Deberías empezar a sentir que tu respiración se desplaza por tu pecho hacia abajo, disminuyendo en velocidad, pero haciéndose más profunda mientras tus músculos faciales se relajan.

Esto puede hacerse durante unos minutos varias veces al día, y será más efectivo cuanto más lo hagas.

De hecho, aprender a respirar correctamente es de gran valor para aliviar el estrés. Inhala profunda y lentamente hacia el interior del vientre mientras cuentas hasta tres, exhala uniformemente mientras cuentas hasta tres, luego haz una pausa mientras cuentas hasta uno, y repite. La respiración yóguica mientras se está sentado y enfocado en una vela encendida es muy relajante.

Dormir

El sueño es importante para la salud y el bienestar general, pero el insomnio es un problema persistente en una de cada cuatro personas. Aquí tienes algunos consejos si los necesitaras:

- Intenta evitar comer demasiado tarde o en exceso, especialmente comidas con mucha grasa y no bebas demasiado alcohol o cafeína.

- Si los problemas de la piel dificultan el sueño utiliza un emoliente o cualquier otro método que hayas usado anteriormente para combatir el picor y la sensibilidad.

- Sigue un horario de sueño regular: acuéstate y levántate más o menos a la misma hora todos los días, para «ajustar» tu reloj corporal.

- Exponte a la luz durante el día, quizás combinándola con ejercicio, y asegúrate de que tu casa esté bien iluminada. La exposición a la luz ayuda a regular las hormonas del sueño.

- Por la noche, evita la luz brillante en la casa, así como la de los televisores, ordenadores, lectores electrónicos.

- También evita estímulos fuertes: de tu PC, televisión, o un libro de suspense. Es mejor escuchar música suave o algo relajante en la radio.

- Un ritual de relajación puede ayudar: un baño caliente o simplemente cambiarse de pijama y sentarse con una bebida caliente puede ser suficiente, algo que se hace en un ambiente relajado, tal vez a la luz de las velas.

- Tu dormitorio debe ser más fresco que tu sala de estar. Si alguna vez sudas, puede que haga demasiado calor; si estás tenso en la cama o notas que te escondes bajo las sábanas, entonces hace demasiado frío. Intenta mantenerlo a unos 16 grados.

Información

Aprende todo lo que puedas sobre tus alergias: tu objetivo aquí es eliminar la ansiedad causada por lo «desconocido». Si hay algo que no entiendes o hay una duda que te preocupa, entonces intenta encontrar la respuesta. Si este libro no te puede ayudar, pregunta a un profesional de la salud o llama a una organización benéfica para el eczema, o publica la pregunta en un grupo de Facebook especializado. Lo que sea necesario.

Recuerda que tu alergia es, en general, controlable. Puedes desarrollar estrategias de prevención. Puedes tratar los síntomas cuando se presentan. Te pondrás mejor.

Trata de aprender a pesar de cualquier reacción que tengas. Reconoce que los errores son humanos y naturales. Perdónate por ellos. Acepta que pueden volver a ocurrir, y que una vez más aprenderás de ellos.

Positividad

El pensamiento positivo ayuda a la autoestima y a la confianza en uno mismo que puede verse afectada por tu condición de persona con alergias. Habrá situaciones en las que tendrás que contarle a la gente lo de tu alergia. Practica frente a un espejo si esto te pone nervioso o considera la posibilidad de tomar clases de asertividad si sientes que esta es un área problemática. Nunca lo hagas de manera que te disculpes. No tienes que pedir perdón por nada.

Si necesitas pruebas de que las tendencias están cambiando, echa un vistazo al nuevo movimiento de «positividad de la piel» que está apareciendo en las redes sociales, y que pretende celebrar las llamadas imperfecciones de la piel. Es una tendencia emergente y muy alentadora, contraria a la brillante dominancia de la perfección retocada. Apoya el orgullo, la aceptación y anima a las mujeres (especialmente) a ser más honestas sobre sus problemas de piel.

Voluntariado

Ayudarte a ti mismo ayudando a otros puede hacer maravillas.

Ser voluntario «contribuye» significativamente a la comunidad de personas con alergias o problemas de la piel, y también fortalecerá tu carácter ya que será profundamente satisfactorio.

Si hay una organización benéfica dedicada a la piel o al eczema en tu país, tal vez puedas contactar con su personal para sugerencias y oportunidades de voluntariado.

En Madrid por ejemplo, la «Fundación Piel Sana» en colaboración con la Academia Española de Dermatología y Venereología agradece la colaboración ciudadana para participar en sus proyectos o proponer nuevas ideas. Para colaborar con ellos puedes contactarles a través de www.fundacionpielsana.es/quienes-somos

Tal vez puedas considerar otras opciones, como ofrecer charlas sobre las alergias de la piel en tu escuela local a los niños y profesores. Será gratificante para ti e informativo para ellos.

Terapia de escritura

Plasmar tus pensamientos, ansiedades y miedos en un papel, ya sea impreso o virtual, es una excelente manera de despejar tu cabeza, desahogarte, comprender tus problemas y registrar tu progreso emocional.

Compartir tu historia de diagnóstico o tratamiento con otros también puede ayudar a las personas recién diagnosticadas que actualmente están pasando por lo mismo.

Podrías comenzar un blog, un diario online de tus experiencias con la alergia, que bien podría atraer la atención de otras personas en todo el mundo que están en el mismo bando que tú.

Amigos y familiares

Nunca se debe subestimar el papel de los seres queridos en tu cuidado emocional, o tu propio papel en el cuidado de tus hijos.

Buenos amigos...

Necesitas a tu alrededor personas positivas que puedan ofrecerte consejos prácticos y apoyo emocional, que puedan traer luz a tu vida cuando sientas que no queda ninguna, y que te hagan sentir que te comprenden.

Los más valiosos son aquellos que conocen tus necesidades y las implicaciones de tu alergia, y pueden actuar como tus «guardaespaldas» personales sin exigir nada a cambio en caso de que bajes la guardia.

Dejar fuera a la gente nunca es una buena solución. La mayoría de los que se preocupan por ti querrán ayudarte en todo lo que puedan, así que no tengas demasiado orgullo como para pedir ayuda práctica o un hombro sobre el que llorar. Puede que sientas que quieres proteger a los que están cerca de ti de las consecuencias o incluso de la carga de tu alergia, pero insisto, la mayoría prefiere involucrarse. Diles lo que necesitas que hagan por ti. ¿Crees que para ellos es más importante conservar un determinado ambientador en su casa al que reaccionas que tu amistad y tu buena salud?

En el caso de los niños, puede que también te guste tener a sus amigos «de su lado», tal vez gracias a sus padres. Los niños pueden disfrutar del papel de compañeros de apoyo para sus amigos, como suele ser habitual en el caso de las alergias alimentarias. Pueden ayudar a tu hijo en situaciones en las que se introducen materiales desconocidos y potencialmente peligrosos, por ejemplo, el Slime o Blandi Blub, que bien podría llevar conservantes como las isotiazolinonas.

Como progenitor, obviamente tienes un papel importante: hacer que los niños hablen de su enfermedad, desde el principio, en el momento del diagnóstico, preguntándoles cómo se sienten. Empieza el diálogo con la intención de continuar hablando de ello. Esto hará que sea más fácil continuar la conversación en el futuro.

La vida familiar en el hogar puede verse profundamente afectada por la alergia. Los hermanos no alérgicos pueden sentirse excluidos. Involúcralos si puedes. Mantener las isotiazolinonas fuera del hogar es un deporte de equipo. Puedes hacer que se interesen por las etiquetas, por ejemplo. Las actividades compartidas, haciendo cosas como una unidad, pueden ayudar a solidificar y forjar lazos más estrechos entre todos. No descuides los simples fundamentos del afecto.

... y no tan buenos amigos

Comprende que no todas las personas que conoces, con las que trabajas o con las que tienes amistad te ayudarán o apoyarán, a menudo por ignorancia y no por malicia.

Algunas personas simplemente no tienen alergias, y sostendrán la opinión de que «las alergias están todas en la mente». Por muy molesto que esto sea, hasta cierto punto probablemente para ellos siempre será así, y discutir el tema no siempre resultará fructífero. A los más valientes les gustaría mostrar a los incrédulos imágenes de su piel en su peor estado reactivo, pero convencerles puede que no te haga sentir mejor.

Todos los amigos tienen sus fortalezas y debilidades, y un confidente muy valorado puede no ser necesariamente el adecuado al que acudir cuando se sufren problemas relacionados con la alergia. Ten cuidado con aquellos que trivializan tu alergia y te dicen que no seas tonto, o que te hablan de sus problemas de salud cuando pides apoyo con los tuyos, o que parecen aburridos o indiferentes ante tu alergia.

Evitar el tema puede ser la mejor estrategia cuando se trata con personas poco comprensivas como podrían ser los compañeros de trabajo.

Los niños pueden correr el riesgo de quedar aislados en la escuela si sus alergias son graves. Pueden ser objeto de burlas o incluso de intimidación, especialmente si ven que la escuela les da un «tratamiento especial». Su rendimiento y estado de ánimo pueden verse afectados. Si bien es importante no ser demasiado autoritario o sobreprotector, vale la pena estar atento a la situación y hablar a los niños con delicadeza sobre sus amigos, la vida escolar y la vida social. Involucra a los maestros si es necesario.

Grupos de apoyo

De vez en cuando, puede que te sientas más cómodo
buscando el apoyo de extraños en lugar del de tus seres
queridos. Algunos ejemplos se encuentran en la sección de
Recursos.

Asociaciones de pacientes

Las asociaciones dedicadas a la alergia o el eczema suelen
estar integradas por personas con conocimientos en la materia
que pueden ofrecer orientación tanto emocional como
práctica.

Grupos de apoyo online

En internet han surgido un número de grupos de discusión
dedicados a personas con alergia, incluyendo los dedicados a
la MI.

Las personas que viven en zonas apartadas y se sienten
aisladas, los que tienen alguna discapacidad, o los padres y
madres solteros de niños pequeños se encuentran entre los
que consideran que esto tiene un valor especial, pero estos
grupos pueden ayudar a cualquier persona que quizás sea
tímida o tenga dificultades con el contacto cara a cara o por
voz y prefiere el anonimato que la web le puede ofrecer.

Aunque los grupos pueden ser motivadores y de apoyo,
asegúrate de elegir uno con un moderador o administrador
competente, que eliminará cualquier anuncio de carácter
sospechoso, ofensivo o poco seguro. Algunos tienen ciertas
reglas (por ejemplo, puede que no se permita la publicidad

personal o la publicación de recomendaciones de productos), así que familiarízate con ellas antes de inscribirte o participar. Intenta siempre «dar» además de «recibir». Pide ayuda, por supuesto, pero también comparte tus consejos y apoya a otros que pidan ayuda más adelante.

Ayuda profesional

A veces los problemas psicológicos más persistentes necesitan ser tratados con mayor profundidad.

Los especialistas médicos deberían preguntarte sobre el impacto psicológico causado por tu piel o la de tus hijos. No tengas miedo de abordar el tema si ningún experto médico lo hace primero. Pregunta con quién puedes hablar de ello.

Sabemos por estudios realizados que ayudar a los pacientes a encontrar las palabras adecuadas para explicar sus síntomas y sentimientos puede, por ejemplo, ayudarles a sentirse mucho más cómodos con su propia piel, y menos propensos a sentirse cohibidos en público. Si estás poniendo límites a tu vida debido a tu alergia cutánea, ellos están dispuestos a ayudarte a hablar de ello.

Además, los expertos pueden ayudarte a aceptar el hecho de que los síntomas pueden volver a aparecer y que es posible que se produzcan reacciones en el futuro. Si te cuesta aceptarlo, si te preocupa la gravedad de tu próxima reacción o temes desarrollar más alergias, díselo a los profesionales.

Tu médico

En primera instancia los médicos pueden ser de ayuda si estás experimentando síntomas de estrés, depresión, ansiedad, o si te preocupan otros aspectos de tu salud psicológica o de la salud psicológica de tus hijos.

Los médicos están capacitados para ver las señales de dificultades afectivas en los pacientes, y están en una posición ideal para asesorarte sobre posibles tratamientos privados o bien derivarte a un especialista.

Muchos médicos tienen buenas aptitudes para el asesoramiento y el hecho de desahogarse con uno de ellos puede ser todo lo que necesites.

Tu dermatólogo / especialista en alergias

Las preguntas más complejas pueden ser respondidas casi con toda seguridad por tu dermatólogo o alergólogo, con quien deberías tratar de desarrollar una estrecha relación.

Cuantos más conocimientos demuestres y más preguntas hagas a los especialistas, mayor será la probabilidad de que te den más detalles y garantías. Si te agobia no saber si tienes alergia a un ingrediente en particular, un especialista puede encargarse de pedir más pruebas.

Los terapeutas

Si el médico considera que necesitas ayuda más especializada, puede recomendar que se te remita a terapia emocional o a psicoterapia.

Hay ciertas diferencias entre las distintas terapias, aunque el método de terapia emocional suena menos exigente y es más suave que la psicoterapia. Ambas implican reuniones en persona con un terapeuta capacitado para alcanzar una serie de objetivos finales, que dependen totalmente del paciente, tales como la reducción de la angustia psicológica y la mejora de la salud emocional.

Los terapeutas te escucharán, tratarán de familiarizarse contigo y tus problemas, te ayudarán a aclararlos en tu mente y tal vez te darán consejos, aunque en general su objetivo es guiarte para que descubras tus propias respuestas a tus problemas a través de una conversación cuidadosamente guiada. Los terapeutas pueden, por ejemplo, ayudar a los pacientes a sobrellevar y aceptar acontecimientos difíciles tales como un diagnóstico.

Los psicoterapeutas, que pueden ser de muchos tipos, trabajan de manera similar, pero utilizan enfoques más analíticos y exploran las dificultades con mayor profundidad. Pueden trabajar con personas con depresión, ansiedad y trastornos de comportamiento adictivo, con aquellos que tienen dificultades para adaptarse a una enfermedad alérgica o con aquellos cuya condición está afectando a muchas áreas de su vida.

Asegúrate de que tienes una sesión inicial de evaluación, e interrumpe cualquier terapia con un especialista con el que te sientas incómodo; estar a gusto con tu terapeuta es vital. Recuerda también que el tratamiento no es fácil ni tampoco una varita mágica: espera cambios positivos, pero no milagros. Algunas personas se acercan a la terapia esperando que elimine por completo su estrés, pero eso no es lo que hace un terapeuta: te armarán con mecanismos de supervivencia en lugar de tratar de suprimir tus reacciones.

Acepta las sugerencias de tus médicos, de modo que solo te recomienden personas debidamente cualificadas.

Terapia cognitivo-conductual (TCC)

La TCC es un enfoque psicoterapéutico objetivo que no está interesado en lo que causó tus dificultades emocionales, sino centrado en cómo gestionas los problemas.

Funciona desafiando los patrones de pensamiento negativo que pueden estar causando tus problemas, te ayuda a identificarlos y comprenderlos, te equipa con técnicas de manejo e implementa cambios en el pensamiento o el comportamiento negativo. La terapia es estructurada, práctica y enfocada a los resultados, a diferencia de la terapia emocional, que normalmente implica una conversación más «libre» y una mayor compenetración con el terapeuta. La TCC puede ser adecuada para aquellos que buscan ayuda con un tema específico. Es útil para la depresión, las fobias o el estrés, por ejemplo, donde el enfoque puede ser de tipo cognitivo o de razonamiento.

Hipnoterapia

Esta es una psicoterapia que utiliza la hipnosis, un estado de relajación profundo y una mayor atención, que hace que la mente sea más receptiva a los mensajes positivos. Puede ayudar a aquellos que experimentan baja autoestima, ansiedad y trastorno obsesivo-compulsivo, por nombrar algunos.

Conclusión: perspectivas

¿Son positivos los pronósticos para los que tienen alergia a la MI y qué puede ayudar a los que tienen alergia a la MI?

Desarrollos médicos y de investigación

La MI y las alergias asociadas (a ella) se están investigando continuamente.

Alguna vez y tal vez de manera frustrante, las investigaciones se han centrado en demostrar la seguridad de las isotiazolinonas en determinadas circunstancias, pero muchos estudios han examinado, por ejemplo, su reactividad cruzada (su relación con otros alérgenos y la probabilidad de que las personas reaccionen a ellos si reaccionan a las isotiazolinonas) así como su toxicidad ambiental.

Pese a todo, la cura, o incluso los tratamientos específicos, parecen estar lejos. Aunque la inmunoterapia (terapia de desensibilización) ha comenzado a usarse en algunas partes del mundo para ciertas alergias (como el polen), y se ha estudiado para algunos alérgenos de contacto como el níquel, en realidad no ha tenido éxito y todavía no está disponible.

Herramientas para el consumidor

Al haber muchas formas de dermatitis atópica de contacto, los individuos recién diagnosticados no tienen muchas herramientas innovadoras a su disposición para ayudarles a mantenerse sanos. Un mayor número de aplicaciones móviles podrían ayudar y se espera que lo hagan en el futuro, pero también las herramientas de análisis que ya existen para alérgenos como el níquel, tales como los kits de detección químicos como la prueba del tornasol o «prueba de tiras reactivas», serían útiles para los que tienen alergia a las isotiazolinonas.

Mejoras legales

Las investigaciones actuales parecen demostrar que cada vez es más frecuente la sensibilización a las isotiazolinonas a través de los detergentes y productos de uso doméstico. Posiblemente esto sea en parte una consecuencia del endurecimiento de los reglamentos sobre su uso en los cosméticos, especialmente en los productos que no precisan aclarado.

Es probable que el aumento de la sensibilización también esté impulsando a los científicos especializados en cosmética a reformular los productos para el cuidado de la piel, y una mayor claridad en el etiquetado también está ayudando a reducir riesgos.

Es en los productos de uso doméstico donde se requieren mejoras adicionales con respecto al etiquetado y a las restricciones sobre las cantidades permitidas de isotiazolinonas, y hay indicios de que esto podría ocurrir pronto.

Informes de las reacciones

Si has sido sensibilizado por una isotiazolinona en un producto particular y esto ha sido confirmado por tu médico, es una buena idea contactar al fabricante para informarle de lo que ha sucedido.

Hazlo por escrito. Procura tomártelo con calma y atenerte a los hechos. Por supuesto, respalda tu carta con cartas o informes médicos o incluso fotografías de tu piel. Es importante que las marcas comerciales sean conscientes cuando los consumidores reaccionan gravemente a sus productos y su calidad de vida se ve profundamente afectada.

Sin embargo, si estabas usando varios productos que contienen isotiazolinonas antes del diagnóstico, puede que no sea posible señalar con seguridad uno solo. Jugar a ver quién es el culpable en esta situación es probablemente injusto, no olvides que los fabricantes actúan (casi siempre) dentro de la legalidad.

También deberías presentar un informe cuando tengas una nueva reacción a un producto libre de MI que hayas estado usando. Podría ser una nueva alergia o algún otro problema con el cosmético o el detergente tales como niveles inadecuadamente altos de un ingrediente en particular. De nuevo, atente a los hechos. Explica tu situación, tus alérgenos formalmente diagnosticados y explica en detalle lo que ha sucedido.

Puede que pienses que tu informe no sirve de mucho, pero si se reciben muchos otros similares con respecto al mismo producto, se alertará a las marcas sobre un posible problema nacional o internacional.

Además, las marcas pueden decidir examinar detenidamente sus formulaciones, consultar a químicos u otros expertos, y tal vez reformular los productos en beneficio de todos los consumidores. Este tipo de información también puede generar al final una demanda de más inversiones en investigación sobre productos más seguros.

En la Unión Europea, es obligatorio que la denominada «persona responsable» de una marca comercial registre todo incidente que se les haya notificado y transmita los informes importantes a las autoridades competentes. Están obligados por ley a registrar e investigar efectos adversos.

En otros lugares, además de escribir o llamar a las empresas, también puede ser apropiado informar a las autoridades.

En los EE.UU., puedes hacerlo a través de la página de la FDA «Cómo presentar una queja relacionada con los cosméticos» en su sitio web (www.fda.gov/cosmetics/cosmetics-compliance-enforcement/how-report-cosmetic-related-complaint).

El grupo de Facebook «Allergy to Isothiazolinone, Methylisothiazolinone and Benzisothiazolinone» tiene una guía (en inglés) muy útil para comunicar reacciones a varias autoridades en distintos países. Véase www.facebook.com/notes/821016377952067

¿Deberían prohibirse las isotiazolinonas?

Dada la magnitud del daño que estos conservantes han causado es comprensible que muchos defensores de las alergias crean que las isotiazolinonas deberían prohibirse por completo en todo tipo de productos.

Sin embargo, se trata de una cuestión polémica y no es tan sencilla como parece.

El problema es que muchas industrias se están quedando sin conservantes, dado que algunos ya han sido prohibidos y otros (como los parabenos) han adquirido una reputación negativa injustificada. La abolición de las isotiazolinonas daría lugar a una mayor dependencia de otras alternativas, con lo que se correría el riesgo de que se produjera una mayor sensibilización a estas y se pondría en peligro aún más la salud de las personas debido a nuevas alergias.

Corremos el riesgo, a largo plazo, de tener muy pocos conservantes a los que recurrir.

Es un debate que probablemente se prolongará, al menos hasta que se desarrollen nuevos conservantes. Esperemos que sea pronto.

Dicho esto, se necesita urgentemente la prohibición mundial de la MI y la MCI en los cosméticos que no precisan aclarado. Europa ya lo ha hecho y los demás países deberían hacerlo también.

También se necesita urgentemente y sin lugar a dudas, un etiquetado totalmente transparente y exhaustivo, en todos los productos, sin excepción.

Es lo mínimo que merece la comunidad de alérgicos a las isotiazolinonas después de años de sufrimiento.

Recursos

Grupos en internet

Methylisothiazolinone Free

Este es el sitio web y el blog que yo edito y que inspiró este libro. Puedes encontrarlo en www.mi-free.com. También tiene su propia página de Facebook (www.facebook.com/mifree), y una cuenta de Twitter (www.twitter.com/freefrommi).

Alergia a la Metilisotiazolinona

Grupo de Facebook creado por un alérgico a la MI para difundir la información sobre la alergia a la MI en España, hacer campaña para que se excluya su uso en productos de consumo y ofrecer apoyo e información. Encuéntralo en www.facebook.com/Metilisotiazolinona

Kathon.es

Consejos para las personas con alergias a las isotiazolinonas, con una página de Facebook (www.facebook.com/Kathones-1128382200605070) y una página de Instagram (www.instagram.com/infokathon).

Alergia al Kathon CG

Página de Facebook que ofrece un espacio para compartir problemas y recomendaciones de productos. www.facebook.com/AlergiaAlKathonCg

Allergy to Isothiazolinone, Methylisothiazolinone and Benzisothiazolinone

Excelente comunidad de Facebook con sede en los Estados Unidos con alrededor de 10.000 miembros en todo el mundo, incluyendo un experto administrador de gran apoyo y catálogos de productos seguros (e inseguros). También incluye artículos útiles sobre protectores solares y pinturas, noticias sobre regulaciones y mucho más. Es un grupo abierto, pero también ofrece un grupo de discusión privado al que puedes unirte. Tiene miembros de habla hispana. Encuéntralo en www.facebook.com/Allergy-to-Isothiazolinone-Methylisothiazolinone-and-Benzisothiazolinone-307128722674171

Methylisothiazolinone Victims

Un grupo abierto descrito como «un foro de debate y apoyo para cualquiera que se enfrente a una alergia o reacción a la metilisotiazolinona». Se hace menos hincapié en los productos y más en la exclusión de productos y el minimalismo, abogando por un enfoque natural de «tolerancia cero» para curarse. Una vez más, administrado correctamente, cuenta numerosos archivos de información útil, incluso sobre otras alergias (por ejemplo, Bálsamo del Perú, fragancias). Encuéntralo en www.facebook.com/groups/MIVictims.

Asociaciones de pacientes

Asociación de Afectados por la Dermatitis Atópica (España)

Una asociación sin ánimo de lucro que agrupa a personas afectadas por la dermatitis atópica con el objetivo de mejorar su calidad de vida. Aquí encontrarás información sobre la dermatitis atópica que te ayudará a entender mejor lo que es, así como consejos para convivir cada día con esta afección.

www.asociacionafectadosdermatitisatopica.com

Asociación Civil de Dermatitis Atópica (Argentina)

Una asociación sin ánimo de lucro creada con el objetivo de contribuir a mejorar la calidad de vida de todas las personas afectadas por la dermatitis atópica, fomentando la educación y promoviendo la investigación.

www.adar.org.ar

Asociación Nacional de Eczema (EE. UU.)

Una fuente importante de información y asesoramiento. Puede ayudarte a encontrar expertos en eczema. La misión de la ANE es «mejorar la salud y la calidad de vida de las personas con eczema a través de la investigación, el apoyo y la educación». Tiene una sección en español.

www.nationaleczema.org/dermatitis-atopica

Organizaciones profesionales

Academia Española de Dermatología y Venereología (AEDV)

La AEDV es la sociedad de afiliación médica de los dermatólogos españoles. Su fundación «Piel Sana» es una

119

organización sin ánimo de lucro fundada por la AEDV para promover la salud de la piel entre la población, ya sea mediante la generación y difusión del conocimiento sobre la prevención, el diagnóstico o el tratamiento de sus enfermedades y de la mejor conservación de su salud, o mediante la realización de acciones concretas en este sentido. Encuentra la AEDV en www.aedv.es, y la Fundación Piel Sana en www.fundacionpielsana.es

Asociación Colombiana de Dermatología y Cirugía Dermatológica (AsoColDerma)

Fundada en 1948 ha apoyado la realización y la publicación de incontables trabajos de investigación, revistas y libros de los asociados. Su portal web proporciona información sobre enfermedades dermatológicas, así como un directorio completo de médicos dermatólogos.

Encuéntrala en www.asocolderma.org.co

Círculo Dermatológico del Perú

El Círculo Dermatológico del Perú (CIDERM_PERU) es una de las instituciones médico-científicas que agrupa a un representativo número de dermatólogos peruanos.

Encuéntrala en www.cidermperu.org

Sociedad Argentina de Dermatología (SAD)

Entidad de bien público y sin ánimo de lucro que busca promover el progreso científico y profesional del dermatólogo y de los demás miembros del equipo de salud, asesorando a las autoridades sanitarias en todo lo relacionado con la dermatología y desarrollando programas de educación para la salud en la comunidad. Editan publicaciones y desarrollan medios audiovisuales que contribuyen a la difusión del trabajo científico de la dermatología argentina.

Encuéntrala en www.sad.org.ar

Sociedad Española de Alergología e Inmunología Clínica (SEAIC)

Organización profesional y científica, con una pequeña sección dedicada a la información del paciente, con documentos de interés, recursos para pacientes, y un directorio de centros públicos con servicio de alergología entre otros.

Encuéntrala en www.seaic.org

Sociedad Chilena de Dermatología y Venereología

Esta Sociedad tiene por objetivo y finalidad contribuir al desarrollo, perfeccionamiento y divulgación científica de todo lo vinculado con la especialidad médica de dermatología y venereología, incluyendo aspectos científicos, sociales, gremiales, de salud pública y la organización de jornadas, congresos, simposios y todo tipo de actos y reuniones relacionadas con la especialidad.

Encuéntrala en www.sochiderm.org

Sociedad Centroamericana y del Caribe de Dermatología

Una sociedad fundada con fines científicos, educación continua, fraternidad y amistad cuyos objetivos y finalidades engloban trabajar por la superación científica de los socios, fomentar el estudio de la dermatología en los países miembros, estudiar y procurar la resolución de los problemas dermatológicos, etc. La Sociedad vela porque el ejercicio de la profesión médica se haga siempre bajo los cánones de la más estricta ética profesional.

Encuéntrala en www.sccad.net

Sociedad de Dermatología del Uruguay

La SDU es una sociedad científica cuyo objetivo fundamental es contribuir al conocimiento de la dermatología en todos sus ámbitos naturales de acción y problemas médico-sociales. Su página web ofrece información sobre eventos, congresos y jornadas nacionales e internacionales.

Encuéntrala en www.sdu.org.uy

Sociedad Mexicana de Dermatología (SMDAC)

Fundada en 1936, su página web posee una sección llamada «Salud de la piel» con información para pacientes sobre la salud, higiene, protección y de la piel. Su apartado «Localiza a tu dermatólogo» se ofrece como un servicio al público general en el que ponen a tu disposición un directorio de los consultorios privados de los especialistas asociados en esta agrupación.

Pueden localizar a un médico a través de su nombre, Estado de la República o área de especialidad.

Encuéntrala en www.smdac.org.mx

Academia Americana de Alergia, Asma e Inmunología (AAAAI)

Organización profesional internacional con sede en EE.UU. que incluye diversos materiales útiles en español. Encuéntralos en www.aaaai.org/global/spanish-materials

Sociedad Americana de Dermatitis de Contacto (ACDS)

Misión: «...fomentar, apoyar, desarrollar y promover la información sobre la dermatitis de contacto y las enfermedades profesionales de índole cutáneo, con el fin de mejorar el cuidado del paciente.» Encuéntrala en www.contactderm.org

Sociedad Europea de Dermatitis de Contacto (ESCD)

Promueve el interés, fomenta la investigación y difunde información sobre todos los aspectos de la dermatitis de contacto y otras enfermedades ambientales y laborales relacionadas con la piel. Encuéntrala en www.escd.org

Glosario

Nombres de las isotiazolinonas

La metilisotiazolinona y otros conservantes de la «familia» isotiazolinona pueden aparecer de varias maneras, a veces en inglés.

Nombres más habituales

Aquí hay una lista no exhaustiva:

- Metilisotiazolinona (MI / MIT) (methylisothiazolinone en inglés)
- Metilcloroisotiazolinona (MCI / MCIT) (methylchloroisothiazolinone en inglés)

- Benzoisotiazolinona / benzisotiazolinona (BIT) (benzisothiazolinone en inglés)
- Clorometilisotiazolinona (CMIT) (nombre alternativo de la metilcloroisotiazolinona) (chloromethylisothiazolinone en inglés)
- Octilisotiazolinona (OIT, OI) (octylisothiazolinone en inglés)

- Butil-benzoisotiazolinona (BBIT)
- Dicloro-octilisotiazolinona (DCOIT)
- Dicloro-metilisotiazolinona (DCMIT)

Las dos primeras son las denominaciones más comunes que encontrarás para los dos principales conservantes de isotiazolinona. Estos dos nombres solo se encuentran en los cosméticos en la UE y en general en América del Norte y del Sur y también en Australia, aunque a veces también se ve Kathon CG (Kathon Cosmetic Grade por sus siglas en inglés). También pueden aparecer en otros productos, tales como los detergentes para el hogar.

Estos dos componentes se ven más frecuentemente en los productos para el hogar, junto con el subsiguiente segundo grupo de los tres nombres anteriores.

El último grupo está formado por tres nuevos conservantes de isotiazolinona, que podrían ser más comunes en el futuro, aunque no en los cosméticos.

Muy de vez en cuando la palabra «isotiazolinona» (isothiazolinone en inglés) se utiliza como término genérico, por ejemplo, en los productos domésticos.

Nombres químicos

Estos incluyen:

- 1,2-benzoisotiazol-3(2H)-ona
- 2-metil-4-isotiazol
- 2-metil-4-isotiazolina-3-ona
- 5-cloro-2-metil-4-isotiazolina-3-ona
- cloro-2-metil-3-(2H)-isotiazolinona
- Cl+ Me- isotiazolinona

...y muchas otras variaciones similares.

Estas raramente se ven en los productos, pero pueden aparecer, por ejemplo, en las fichas de datos de seguridad (FDS) como las que se obtienen para las pinturas.

Es importante que si consultas a los fabricantes de productos no cosméticos, entiendan que los conservantes de isotiazolinona pueden aparecer bajo estas y otras variaciones.

Si necesitas examinar las listas de ingredientes, comprueba la cadena de letras «isotiazol», o «isothiazol» en inglés, que es el rasgo distintivo habitual entre todos los números, paréntesis y guiones.

Dicho esto, algunos fabricantes de pintura se refieren a los conservantes como «tiazoles» o «compuestos de tiazolina», así que también hay que prestar atención a estos.

Marcas comerciales

Hay muchas marcas de mezclas de conservantes que incluyen uno o más conservantes de isotiazolinona.

Como ya se ha dicho anteriormente, estos pueden encontrarse en las fichas de datos de seguridad e insisto en que pueden suponer un peligro porque los agentes de servicio al cliente pueden no ser conscientes de lo que son exactamente. Si puedes, pregunta por el conjunto total de conservantes que se han utilizado en el producto y revisa esta información si es necesario.

Esta lista que presento no es en absoluto exhaustiva, ya que nuevos conservantes aparecen regularmente en el mercado.

En algunos casos, suele haber muchas combinaciones de letras y números después del nombre del conservante, lo que denota variedades adicionales que pueden no contener isotiazolinonas.

Aquí solo se mencionan una o dos variedades del conservante que sí contienen isotiazolinonas:

- Acticida MBS / MBR

- Algucid CH50
- Amerstat 250
- Euxyl K 100
- Fennosan IT 21
- Grotan K / TK2
- IPX
- Isocil PC
- Kathon CG / LX / WT
- Koralone B-119 / B-120 / N-105
- Kordek 50 / MLX
- LiquaGard S-1
- Lonzaserve PC
- Mergal K7
- Metatin GT
- Microcare MT / SI / IT
- Mitco CC 31/32 L
- Neolone CapG / 950 / MxP
- Nipacide CFX
- Optiphen (solo en los tipos MIT)
- OriStar MT
- Parmetol A / DF / K
- Piror P109
- ProClin 200 / 300 / 950
- Promex Alpha / BM
- Proxan
- Proxel AQ / CRL / PL / XL2
- Salicat MM / MI-10 / K100 / K145
- Salimix MCI
- Sharomix MCI / MI / MT / MTI
- Skane M-8
- Special Mx 323

Números del CAS (Chemical Abstracts Service)

Pueden aparecer como números en lugar de nombres en las FDS:

- 2682-20-4: Metilisotiazolinona (MI)
- 26172-55-4: Metilcloroisotiazolinona (MCI)
- 55965-84-9: Mezcla de MI / MCI (es decir, Kathon CG)
- 2634-33-5: Benzoisotiazolinona (BIT)
- 26530-20-1: Octilisotiazolinona (OIT)

Estos y otros números CAS para conservantes isotiazolinonas menos conocidos pueden verse en www.chemicalland21.com/lifescience/phar/5-CHLORO-2-METHYL-3(2H)-ISOTHIAZOLONE.htm

Ingredientes seguros

Como se indica en el libro, siempre existe la posibilidad de que, si se reacciona a una o más de las isotiazolinonas, se puede reaccionar a otros ingredientes como conservantes o fragancias en cosméticos y artículos de uso doméstico.

Sin embargo, los siguientes conservantes que no son isotiazolinonas deberían ser seguros para ti:

- Alcohol bencílico
- Diazolidinil urea
- Etilhexilglicerina
- Imidazolidinil urea

- Parabenos (como metilparabeno, propilparabeno)
- Fenoxietanol
- Sorbato de potasio / ácido sórbico
- Benzoato de sodio / ácido benzoico
- Levulinato de sodio
- Salicilato de sodio
- EDTA tetrasódico
- Triclosan

Y muchos otros...

Falsos enemigos

También puedes encontrar algunos ingredientes cuyos nombres pueden parecerse a los de la metilisotiazolinona (u otras isotiazolinonas) pero en realidad son seguros.

Estos «falsos enemigos» incluyen:

- Benzoato de metilo
- Metileugenol
- Metilpropanediol
- Metilpropional
- Metilsulfonilmetano
- Metilparabeno

Una vez más, hay que fijarse en la cadena de letras «isotiazol», y no necesariamente en el «metil».

El compuesto de fragancia alfa-isometil ionona (o simplemente «isometilionona») tampoco está relacionado con las isotiazolinonas y debería ser seguro.

Agradecimientos

Quiero expresar mi gratitud a la comunidad online de alergias a las isotiazolinonas, de la que he aprendido mucho de lo que sé. Muchos de sus consejos y vivencias han contribuido a crear este libro, y sin ellos no podría haber escrito gran parte de él.

Gracias también a los que se han suscrito a mi sitio web, a los que han interactuado conmigo y me han enviado enlaces e información útil. Hay demasiados como para nombrarlos a todos, y si lo intento omitiré algunos que no se lo merecen ya que los aprecio a todos.

Me gustaría expresar mi enorme gratitud a Dana Todd, que leyó la mayoría de los capítulos clave y me proporcionó sugerencias y comentarios muy valiosos. *Vivir con la Alergia a la Metilisotiazolinona* habría sido un libro mucho más pobre sin su contribución y sus grandes conocimientos, y estoy muy agradecido por su aportación a la creación del mismo.

Gracias a Michelle, que me dio el empujón que necesitaba para terminar el libro, justo cuando empezaba a preguntarme si alguna vez lo haría.

Gracias también a Alejandra: su talento para los detalles y sus acertadas sugerencias respecto al texto han sido de especial ayuda.

Y a Marta, que se interesó por mi trabajo hace varios años, y fue mi primera elección para traducir este libro cuando surgió la idea de publicar una edición en español. ¡Gracias por apostar por él!

Crédito de la imagen de la portada: congerdesign / Pixabay (congerdesign@web.de)

Índice alfabético

las 125–9; síntomas de la alergia a las 4–5; *véase también* benzoisotiazolinona, metilcloroisotiazolinona, metilisotiazolinona *y / o* octilisotiazolinona

Kathon CG (mezcla de MI / MCI) xi–xii, xv, 1, 15, 21, 126; *véase también* isotiazolinonas

lejía, baños con 74–5

«libre de MI» / «libre de MI/MCI» x, 21

limpiadores *véase* hogar, productos para el

mascarillas faciales 55–6

medicamentos 69–72

metilcloroisotiazolinona xi, 1; alergia a la 2; *véase también* Kathon CG *y* isotiazolinonas

metildibromo glutaronitrilo (MDBGN) xiii

metilisotiazolinona xi, xv–xvi, 1; alergia a la 3; aumento del uso 2; *véase también* isotiazolinonas

metronidazol 62

mobiliario del hogar 66–7

níquel, alergia al 90–1

octilisotiazolinona xi, 1, 37; *véase también* isotiazolinonas

organizaciones profesionales 119–23

Printed in Great Britain
by Amazon

61397561R00095